DMSO Handbuch:

DMSO verstehen und anwenden. Wie Sie mit dem Heilmittel der Natur Schmerzen lindern und Entzündungen heilen.

Dr. Theo Berger

Inhaltsverzeichnis

1. Einleitung

DMSO = Dimethylsulfoxid - mehr als eine Schwefelverbindung

DMSO ist eine Biochemikalie, gewonnen aus Kiefern, die in der Zellstoff- und Papierindustrie hergestellt wird.

DMSO ist also vollkommen natürlich und hat dabei vier Hauptmerkmale:

Man kann einen Tropfen DMSO auf den großen Zeh auftragen und ihn in einigen Sekunden im Mund schmecken.

Erkennbar am Knoblauch- / Austerngeschmack, auf den im Weiteren noch eingegangen wird.

DMSO dringt also so schnell durch die Zellwände des Körpers, dass ein Tropfen, der innerlich durch den Mund genommen wird, beim Verschlucken niemals den Magen erreichen wird.

Das meiste davon wird direkt im Mund aufgenommen, der Rest in der Kehle.

Dies vermittelt ein ungewöhnliches Wärmegefühl, da es direkt durch die einzelnen Zellen des Mundes geht und dann in alle anderen Bereiche des Körpers eindringt.

Bei der Verwendung von DMSO muss man jedoch aufpassen und Vorsicht walten lassen, da es die Fähigkeit hat, andere Mittel zu transportieren, wenn es in einzelne Zellwände des Körpers eindringt.

Dies ist sehr nützlich, wenn Sie bestimmte Kräuter damit mischen, da es die fantastischen biochemischen Eigenschaften der Kräuter in den Körper trägt und sie dorthin bringt, wo sie am meisten gebraucht werden.

Dementsprechend ist es sehr wichtig, das man DMSO zum Beispiel nicht direkt nach dem Ölwechsel im Auto einnimmt, da es auch unerwünschte Giftstoffe in den Körper mit einlagert. So, wie es gute Dinge in den Körper bringt, wird es auch das Schlechte aufnehmen.

Bei der Verwendung von Kräutern höchster Qualität, insbesondere von Chelat-Kräutern wie Knoblauch, Fruchtpektin und Koriander, gibt es nichts, das Giftstoffe und Schwermetalle so gründlich und schnell aus dem Körper entfernt, wie DMSO. Leicht durch die Blut-Hirn-Schranke dringend, wird DMSO, wenn es mit diesen genialen Detoxkräutern gemischt wird, die ultimative Therapie und ein kraftvolles Werkzeug zur Entgiftung des Gehirns und anderer lebenswichtiger Organe des Körpers.

Weitere, nahezu fantastisch anmutende Anwendungsgebiete, zum Beispiel in der Schmerztherapie und bei der Behandlung von Krebs, werden nachfolgend ebenso vorgestellt, wie die Gründe dafür, dass DMSO bis dato nahezu unbekannt in der breiten Öffentlichkeit ist.

2. Wie wirkt DMSO

DMSO ist ein wirksamer Schmerzkiller, der Nervenleitbahnen blockiert, die Schmerzen verursachen. Es reduziert Entzündungen und Schwellungen durch die Reduzierung entzündlicher Radikale. Es verbessert die Blutversorgung bis hin zu einem optimalen Bereich der Sauerstoffversorgung, durch die Erweiterung der Blutgefäße und damit einhergehender Erhöhung der Sauerstoffzufuhr, sowie durch die Verbesserung der Gerinnung der Blutplättchen. Es stimuliert die Heilung im Generellen, durch eine Reihe von Faktoren, welche im Weiteren genauer beleuchtet werden. Es gehört zu den wirksamsten Radikalfängern, die dem Menschen bekannt sind, wenn nicht sogar dem Wirksamsten.

kristallin, geruchlos, ungiftig, knoblauchartiger Geschmack

Im Jahre 1866 isolierte der russische Wissenschaftler Alexander Saytzeff eine höchst merkwürdige und eigentümliche chemische Verbindung. Es war kristallin, geruchlos, ungiftig und hatte einen knoblauchartigen Geschmack, wenn es verzehrt wurde. Zu der Zeit hatte Saytzeff keine Möglichkeit vorauszusagen, dass seine Entdeckung in der gesamten medizinischen Geschichte höchst umstritten sein würde, dass sie in Tausenden von Studien getestet werden sollte und bei zahlreichen Patienten eine wundersame Erleichterung darstellen würde.

Wir sprechen hier von Dimethylsulfoxid (DMSO), einer organischen Schwefelverbindung, die nur als industrielles Lösungsmittel verwendet wurde, bis ihre medizinischen Eigenschaften 1963 von einem Forscherteam unter der Leitung von Stanley W. Jacob, MD entdeckt wurden.

Dr. Theo Berger

DMSO wird natürlich aus Holz gewonnen

DMSO ist ein Nebenprodukt der Kraftzellstoffaufbereitung (das "Sulfatverfahren"), das Holz in Zellstoff aus nahezu reinen Zellulosefasern umwandelt. So industriell es klingt, beinhaltet das Verfahren einfach eine Behandlung von Holzschnitzeln mit einer Mischung aus Natriumhydroxid und Natriumsulfid, bekannt als Weißlauge, wobei die Bindungen gebrochen werden, die Lignin (von dem lateinischen Wort Lignum, was wortwörtlich übersetzt Holz bedeutet) mit der Zellulose verbinden.

DMSO ist vielseitig anwendbar

DMSO ist nützlich als Schmerzmittel, bei Verbrennungen, Akne, Arthritis, geistiger Behinderung, Schlaganfall, Amyloidose, Kopfverletzung, Sklerodermie, beruhigt Zahnschmerzen, lindert Kopfschmerzen, Hämorrhoiden, Muskelzerrungen, verhindert Lähmungen durch Rückenmarksverletzungen, weicht Narbengewebe auf.

In der Tat ist es nützlich bei weit über 300 Krankheiten und es ist sicher anzuwenden

Man könnte denken, dass eine Verbindung, die so viele mögliche Verwendungen und Vorteile hat, automatisch skeptisch beäugt wird, aber eine sorgfältige Untersuchung ihrer Eigenschaften und der verfügbaren Daten wird etwas Licht in diese wundersame Chemikalie bringen.

3. Schwefel: der Stoff der Leben ermöglicht

DMSO ist ein Zwischenprodukt des globalen Schwefelkreislaufs, der bioverfügbaren Schwefel für alle Tier- und Pflanzenleben verteilt (Parcell, 2002).

Schwefelverbindungen kommen in allen Körperzellen vor und sind für das Leben unverzichtbar. Sie werden für eine Reihe von chemischen Reaktionen benötigt, die bei der Entgiftung von Arzneimitteln und anderen schädlichen Toxinen eine Rolle spielen, und sie haben potenzielle klinische Anwendungen bei der Behandlung einer Reihe von Erkrankungen wie Depressionen, Fibromyalgie, Arthritis, interstitielle Zystitis, Sportverletzungen, kongestive Herzinsuffizienz, Diabetes, Krebs und AIDS (Parcell, 2002).

Unter den Schwefelverbindungen ist DMSO wahrscheinlich diejenige, die den breitesten Bereich und die größte Anzahl von therapeutischen Anwendungen aufweist, die je für eine einzelne Chemikalie aufgezeigt wurden.

Es hat etwa 40 pharmakologische Eigenschaften, die bei der Vorbeugung, Linderung oder Umkehr zahlreicher Krankheiten von Vorteil sein können (Morton, 1993).

Warum Schwefel so wichtig ist

Dimethylsulfoxid (DMSO) ist eine natürliche, organische Substanz, die aus Holz stammt.

Es ist ein starker Schwefel / Schwefelextrakt aus Baumfasern mit vielen bemerkenswerten Eigenschaften für die medizinische Verwendung.

Schwefel ist ein Mineral, welches in dem Boden rund um Vulkankrater und heiße Quellen gefunden wird und in der Natur in einigen Pflanzen, einschließlich Getreide, Obst und Gemüse vorkommt. Proteinhaltige

Lebensmittel enthalten auch Schwefel, sodass Vegetarier tendenziell einem Risiko zur Entwicklung eines Schwefelmangels ausgesetzt sind.

Schwefel ist ein wichtiger Mineralstoff, der Muskeln, Haare und Hautzellen unterstützt.

Warum braucht der Körper Schwefel?

DMSO ist also entgegen dem chemisch anmutenden Namen, ein natürlicher Stoff, der aus Baumholzen gewonnen wird. Es handelt sich dabei, wie bereits erwähnt, um eine Schwefelverbindung. Man könnte somit auch sagen, DMSO ist ein Schwefel. Das wäre jedoch zu simpel, denn DMSO hat weitaus mehr Eigenschaften, die ihm ermöglichen, gänzlich neue Behandlungswege aufzuzeigen.

Der vollständige Name dieses bemerkenswerten Mittels lautet, wie bereits erwähnt Dimethylsulfoxid.

Das teilweise besser bekannte MSM kann man sozusagen als die trockene Form von DMSO betrachten. DMSO wird im Körper in MSM umgewandelt und umgekehrt. DMSO ist

Dimethylsulfoxid und MSM ist DMSO minus O (DMS). Das MSM nimmt

Sauerstoff im Körper auf, wo es ausreichend davon gibt (wie in der Lunge).

MSM wird in DMSO umgewandelt und der Sauerstoff wird dann durch den Körper zu Orten transportiert, wo ein Sauerstoffmangel vorliegt.

Es ist in der Tat ein sekundäres Sauerstofftransportsystem.

DMSO ist hochwirksam bei verschiedensten Heilprozessen, sei es in Gewebe, Knochen oder Nerven.

Zum einen wirkt DMSO also als Verstärker für andere Mittel, zum anderen wirkt es dort, wo sonst keine Medizin hinkommt. Als Lösungsmittel für Fett und Wasser, macht es Zellwände durchlässig für bestimmte Stoffe, welche sonst keinen Zutritt finden.

Zunächst einmal ist es wichtig zu verstehen, wie DMSO als Lösungsmittel im menschlichen Körper wirkt. Vorab jedoch einige Anwendungsbeispiele.

DMSO bei Kopfschmerzen und Schlaganfall

Jemand beschwerte sich bei Dr. Jacob über Kopfschmerzen und gab ihm die Erlaubnis, etwas DMSO anzuwenden, nachdem er von dessen außergewöhnlichen Fähigkeiten im Umgang mit DMSO erfahren hatte.

Der Kopfschmerz war innerhalb von Minuten verschwunden, kam in vier Stunden zurück und verschwand für immer, nachdem DMSO ein zweites Mal angewendet wurde.

Oftmals wird es für einen bestimmten Zweck angewendet, bringt dabei aber außerdem weitere Problembereiche, scheinbar zufällig in Ordnung.

Es wird berichtet, wie jemand DMSO auf eine Wunde aufbrachte und es innerhalb weniger Stunden die Sinusitis einer Frau heilte. Eine Frau, die DMSO nach einem Schlaganfall anwendete, konnte danach wieder mit ihrer gelähmten Hand schreiben und besser laufen. (Haley, 2000)

Therapeutische Eigenschaften

DMSO ist ein wirksames Schmerzmittel, das Nervenleitfasern blockiert, die Schmerzen verursachen. Es reduziert Entzündungen und Schwellungen durch die Reduzierung entzündlicher Chemikalien. Es verbessert die Blutversorgung bis hin zu einem Bereich der Erweiterung der Blutgefäße, was mit Erhöhung der Sauerstoffzufuhr und Verbesserung der Gerinnungseigenschaften der Blutplättchen einhergeht. Es stimuliert die Heilung im Allgemeinen, was ein Schlüssel zum Einsatz von DMSO unter einer Vielzahl von denkbaren Bedingungen ist.

Es gehört zu den wirksamsten Radikalfängern, die dem Menschen bekannt sind, wenn nicht sogar dem Wirksamsten. Dies ist ein entscheidender Mechanismus, da einige Moleküle in unserem Körper eine ungleiche Anzahl von Elektronen erzeugen und die Instabilität der Anzahl bewirkt, dass sie andere Zellen zerstören. DMSO koppelt sich an diese Moleküle an und wird dann mit dem DMSO aus dem Körper ausgestoßen.

Wieso DMSO als Lösungsmittel heilend wirkt

Die bemerkenswerte Vielfältigkeit von DMSO als therapeutisches Mittel, rührt von seiner molekularen Struktur her, die es ihm erlaubt, mit Wasser auf ungewöhnliche Weise zu interagieren. „DMSO ist buchstäblich der Doppelgänger von Wasser", sagte Jacob in einem Vortrag, im Jahr 1980. Da DMSO und Wassermoleküle sich ähnlich sind in Form, Größe und Polarität, teilen sie drei wichtige Eigenschaften:

DMSO und Wasser verschmelzen sehr gut, in jeglicher Konzentration

„Die DMSO-Wasser Bindung ist 1,3 Mal stärker als die Wasser-Wasser Bindung", sagte Jacob, in selbiger Vorlesung.

Wasser hat zwei und DMSO hat sechs Wasserstoffatome. Diese wirken wie Magnete und lösen komplexe organische Moleküle und binden diese an sich, ohne eine feste Bindung mit ihnen einzugehen oder ihre Struktur zu ändern.

DMSO ändert die Permeabilität der Zellmembran

Im Körper kann DMSO somit durch Zellmembranen so leicht wie Wasser passieren, ohne das Gewebe beschädigt wird. Außerdem kann es Wassermoleküle in vielen Körperflüssigkeiten ersetzen. Weil DMSO so leicht andere Moleküle löst, kann es diese auch durch die Zellmembranen mit sich tragen.

„DMSO ändert die Permeabilität der Zellmembran ", so Jacob. Soll heißen, die Durchlässigkeit wird geändert. „Es bewegt sich durch Membranen und ersetzt Wasser, sodass es Substanzen durch Zellen zieht, die sich normalerweise nicht durch sie bewegen würden. Dass ist sein Grundmechanismus."

DMSO dringt, wie angesprochen, mit Leichtigkeit in die Haut und die Blut-Hirn-Schranke ein, durchdringt das Gewebe und somit in die Blutbahn ein. Darüber hinaus schützt DMSO die Zellen vor mechanischer Beschädigung. Es bleibt festzuhalten, das weniger DMSO benötigt wird, um entsprechende Ergebnisse zu erzielen. Dies geschieht im Gegenteil dazu, wie dies bei den meisten Arzneimitteln der Fall ist, bei denen steigende Dosen erforderlich sind.

Es hat eine beruhigende Wirkung im zentralen Nervensystem und erreicht alle Bereiche des Körpers, wenn es durch die Haut, einschließlich des Gehirns absorbiert wird.

Das heißt, DMSO, das auf einen Bereich angewendet wird, führt aufgrund seiner

systemischen Wirkung oftmals zu einer zusätzlichen Schmerzlinderung an einem anderen Ort.

Träger für andere Substanzen oder Medikamente

Es wirkt als Träger für andere Substanzen oder Medikamente und potenziert auch deren Wirkung. In der Tat können bestimmte in DMSO gelöste Arzneimittel, wie Kortikoide, Antibiotika und Insulin, in einer niedrigeren Dosis als üblich verwendet werden, ohne ihre therapeutische Wirksamkeit zu verringern, und außerdem sind ihre unerwünschten Nebenwirkungen stark vermindert. Außerdem können Medikamente, wie erwähnt, die Blut-Hirn-Schranke passieren, die normalerweise undurchdringlich ist.

Dr. Theo Berger

Stärkt das Immunsystem

DMSO fördert die Ausscheidung von Urin und wirkt als Muskelrelaxans.

Es stärkt das Immunsystem, erhöht die Produktion von weißen Blutkörperchen und Makrophagen, die Fremdkörper und Krankheitserreger im Körper zerstören.

Es hat auch antibakterielle, antivirale und antifungale Eigenschaften. Da DMSO die Permeabilität von Zellmembranen erhöht, ermöglicht es somit auch ein vermehrtes Ausspülen von Toxinen und abgestorbenen Einzellern aus der Zelle.

DMSO hat radioprotektive Eigenschaften gegen letale und mutagene Wirkungen von Röntgenstrahlen in Zellen, zellulären Systemen und ganzen Tieren. Es hat auch kryoprotektive Eigenschaften, was bedeutet, dass es in der Lage ist, vor Verletzungen durch Einfrieren zu schützen. Es wurde auch gezeigt, dass DMSO Acetylcholinesterase -

Eigenschaften aufweist (Sams, 1967), mit anderen Worten, es hemmt ein Enzym, das Acetylcholin abzubauen, was sowohl das Niveau als auch die Dauer der Wirkung dieses wichtigen Neurotransmitters erhöht. Acetylcholin ist für das Lernen und Gedächtnis zuständig und wirkt beruhigend und entspannend. Acetylcholin ist auch ein wichtiger Faktor bei der Regulierung des Immunsystems und wirkt als Hauptbremse bei Entzündungen im Körper. Als Schwefelquelle hilft DMSO bei der Entgiftung von Schwermetallen. Schwefel bindet an giftige Schwermetalle (Quecksilber, Blei, Aluminium, Cadmium, Arsen, Nickel) und eliminiert diese durch Urinieren, Stuhlgang und Schwitzen.

4. Hindernisse durch Pharmariesen und Gesundheitsbehörde

DMSO wird in Reformhäusern, Versandhäusern, im Internet und in den meisten Ländern der Welt verkauft. Es wird von Millionen für seine gesundheitlichen Vorteile verwendet, aber in den USA hat DMSO die FDA-Zulassung (Food and Drug Association) nur als Konservierungsmittel für Stammzellen, Knochenmarkzellen und Organe für die Transplantation und für interstitielle Zystitis - eine schmerzhafte entzündliche Erkrankung der Blase, die sehr schwer mit anderen Therapien zu behandeln ist.

Dass DMSO keine Zulassung als Heilmittel für andere medizinische Zustände gefunden hat, liegt teilweise auch an der Unfähigkeit, es in doppelblinden Experimenten zu testen.

Blindstudien, wie der Name schon sagt, erfordern, dass eine Studie durchgeführt wird, ohne zu wissen, welcher Patient das Placebo oder das Medikament einnimmt.

Im Falle des DMSO ist eine Blindstudie unmöglich, da der eigentümliche knoblauchartige Geschmack und Geruch (unabhängig vom Verabreichungsweg) es schier unmöglich macht, den Studienaufbau zu maskieren. Es konnte kein zufriedenstellendes Placebo entwickelt werden, das diesen besonderen Effekt von DMSO nachahmen würde (Steinberg, 1967).

DMSO kann theoretisch mit bestimmten Medikamenten interagieren und die Art und Weise, wie Insulin in einem Körper wirkt, verändern. Patienten mit Diabetes oder anderen Medikamenten, die DMSO verwenden müssen, wird empfohlen sich mit ihrem Arzt oder Heilpraktiker über die Nebenwirkungen von DMSO abstimmen.

Dr. Theo Berger

Reinheitsgrad als weiterer Ansatz um Bedenken zu schüren

Es werden außerdem Befürchtungen geschürt, dass DMSO in nicht verschreibungspflichtigen, rezeptfreien Arzneimitteln, nicht die reine Qualität des DMSO für medizinische Zwecke erreicht. Es ist jedoch recht einfach, den Reinheitsgrad an der Verpackungsangabe abzulesen.

Daher ist es wichtig für Menschen, die DMSO verwenden, sich proaktiv zu informieren, um Kontrolle und Verantwortung über ihre eigene Gesundheit zu übernehmen.

Zusammenfassend kann gesagt werden, dass DMSO ein unbedenkliches und relativ nebenwirkungsfreies Naturprodukt aus Bäumen ist, dass Muskel- und Gelenkschmerzen lindert und behandelt, sowie vor Blasenentzündung schützt und gesunde Zellen sogar vor Krebs bewahren kann. Warum ist es dann nicht weiter verbreitet?

Erst Hype, dann Propaganda

DMSO war also auf dem richtigen Wege ein wichtiger Bestandteil von Behandlungsmethoden, wie zum Beispiel Krebsbehandlungen und ein allgemein vielversprechendes Heilmittel für andere Beschwerden zu werden, bis es aufgrund der vorgenannten „Sicherheitsbedenken" (der amerikanischen Behörden) in den 1960er Jahren stillgelegt, beziehungsweise medial diffamiert wurde.

Diese preiswerte, natürliche Substanz war somit ein weiteres Opfer der Gier von Pharmaunternehmen, für die mit der Einführung von DMSO erhebliche Verluste einhergegangen wären.

Allerdings ist DMSO, wie angedeutet, nicht ganz vom Markt verschwunden und somit in Flüssigkeit, Gel oder Roll-On-Form verfügbar, weil es als antientzündliche Behandlung für Pferde zugelassen ist. Selbstverständlich ist es dadurch nur als Lösungsmittel oder on der Pferdemedizin verfügbar und mit entsprechenden Sicherheitswarnungen gekennzeichnet.

Damit die Kontroversen fairerweise auch positive Beispiele darstellen, wird der nachfolgende Kontrast gezogen.

Bei Menschen wurden so erstaunliche Ergebnisse ermöglicht, wie beispielsweise die

Heilung eines verstauchten Handgelenks, über Nacht, in Kombination mit einem verdrehten Knie berichtet, die einer Skifahrerin erlaubte, eine Goldmedaille am darauffolgenden Tage der Einnahme bei den Olympischen Winterspielen in Chile zu gewinnen. Einige alternative Krebszentren verwenden DMSO mit großem Erfolg.

Die FDA und große Pharmaunternehmen würden es vorziehen, dass man von ihren Medikamenten abhängig bleibt

Wenn man nach DMSO in der US National Library of Medicine sucht (pubmed.gov), erhält man fast 30.000 indizierte Ergebnisse, was es zu einer der am besten untersuchten Substanzen unserer Zeit macht. Dennoch ist zu befürchten, dass DMSO die erforderlichen Vorschriften für seine Zulassung unter keinen medizinischen Bedingungen erfüllen kann, obwohl seine Wirksamkeit und sein niedriges Toxizitätsprofil unbestritten sind.

Es ist also offensichtlich, dass DMSO eine natürliche Substanz ist, die kostengünstig hergestellt werden kann. Kein Pharmaunternehmen kann ein exklusives Patent für DMSO erhalten. Da es sich um eine natürliche Verbindung handelt, gibt es auch keinen signifikanten finanziellen Gewinn. Tatsächlich wird ein leitender Angestellter einer großen Arzneimittelfirma zitiert: "Es ist mir egal, ob DMSO das Hauptheilmittel unseres Jahrhunderts ist - und wir wissen alle, dass es das ist - da es uns das nicht wert ist." [CBS TV-Show 60 Minuten mit Mike Wallace. Das Rätsel von DMSO]. Wenn DMSO zugelassen werden sollte, wäre es wettbewerbsfähig, aber Pharmaunternehmen wären nicht in der Lage, die Patente zu halten.

In den Worten des Direktors der FDA, J. Richard Crout, MD, "DMSO hat eine niedrige Toxizität und (...). Ich denke aber, dass es eine Tatsache des Lebens ist, dass es für Pharmaunternehmen nicht lohnt, in etwas zu investieren, es sei denn, man glaubt, es gibt eine finanzielle Rendite." [CBS TV-Show 60 Minuten mit Mike Wallace. The Riddle of DMSO].

Trotz der Einschränkungen bei der Verwendung von DMSO, kaufen Tausende von Amerikanern es jedes Jahr auf dem „Schwarzmarkt". Seine Popularität erzielt es nicht wegen der ansonsten üblichen Werbung, sondern durch „Mundpropaganda".

Wenn man etwas kennt, das viele Arten von Beschwerden lindert, einschließlich einiger Lebensbedrohlicher, empfehlen die Patienten es natürlich Freunden und Familie.

DMSO ist keine gewöhnliche Medizin, sondern ein systemischer Wirkansatz. ein ganzheitliches Prinzip, das auf vielen Ebenen wirkt und sogar bei präventiver Nutzung seine Berechtigung hat.

DMSO für's Auge: angeblich schädlich, tatsächlich förderlich

In den 1960er Jahren wurde die Forschung mit DMSO am Menschen vorübergehend gestoppt, nachdem bei bestimmten Tieren, die mit DMSO behandelt wurden, Veränderungen in der Augenlinse festgestellt wurden. Einige dieser Veränderungen ähneln jenen, die bei älteren Hunden beobachtet wurden (Gordon, 1967), aber nichtsdestotrotz wurde die Forschung allmählich wieder aufgenommen, nachdem keine Beweise für Augenveränderungen beim Menschen gefunden worden waren.

Wie Daniel Haley in seinem Buch Politics in Healing berichtet: "Tests bei Kaninchen, Hunden und Schweinen (aber nicht Menschen) hatten einige Probleme gezeigt.

Wenn DMSO-Mengen über einen Zeitraum von sechs Monaten täglich gegeben wurde, was etwa dem Zehnfachen der maximalen Human Dosis entsprach, ergäben sich geringfügige Veränderungen in den Augenlinsen der Augen, die ausreichten, um eine leichte Kurzsichtigkeit zu erzeugen. Die Linsen Veränderungen reichten nicht aus, um Hunde Schwierigkeiten beim Laufen zu verursachen - sie stießen nicht mal an Dinge - und in einigen Fällen verschwanden die Veränderungen, nachdem die massiven DMSO-Dosen gestoppt wurden. In keinem Test zu dieser Zeit oder seitdem hat DMSO jemals Katarakte verursacht, weder bei Tieren noch beim Menschen "(Haley, 2000).

Wie wirkt sich DMSO tatsächlich auf das menschliche Auge aus?

Der Umstand wird hier im Näheren beleuchtet werden um den Wirkmechanismus zwischen den politisch aufgebauten, vordergründigen Tatsachen und den tatsächlichen Hintergründen besser verstehen zu können.

DMSO wirksam bei Makuladegeneration und Netzhauterkrankungen

In der Tat ist DMSO wirksam bei Makuladegeneration und Netzhauterkrankungen, beides Erkrankungen des Auges. Diese Wirksamkeit wurde zuerst entdeckt, als Patienten mit Retinitis pigmentosa, einer Netzhauterkrankung, DMSO für bestimmte Muskel-Skelett-Erkrankungen einnahmen. Sie spürten, dass sich ihre Sehkraft verbessert hatte und einige hatten bemerkenswerte Ergebnisse (Morton, 1993).

Was die Augen angeht, ist der Beweis für DMSO ganz im Gegenteil. Als mehrere Patienten, die mit DMSO wegen muskulärer Probleme behandelt wurden, Dr. Jacob berichteten, dass sich ihre Sehkraft verbessert hatte, schickte er sie an Dr. Robert O. Hill, Augenarzt an der medizinischen Fakultät der Universität von Oregon. Die positiven Veränderungen bestätigend, begann Dr. Hill seine eigenen Experimente mit DMSO (nachdem bekannt war, dass die Linsenveränderungen beim

Menschen nicht vorkamen). Seine Forschung zeigte, dass Tropfen von 50 % DMSO bei Retinitis pigmentosa und Makuladegeneration wirksam sind, und hat einen Bericht darüber auf dem Symposium der New York Academy of Sciences im Jahr 1971 vorgelegt (Haley, 2000).

Der Nachweis einer geringen Toxizität

Subjektive Berichte von Patienten über toxische Nebenwirkungen berichten über vorübergehendes Stechen (normalerweise 20 bis 30 Sekunden) und gelegentliches Brennen und Trockenheit der Haut des Augenlids. Es ist davon auszugehen, dass bei zusätzlicher Fettung des Auges eine Besserung in den meisten Fällen eintritt. Insbesondere kann hier hochqualitatives, warmes und somit flüssiges Butterreinfett, Ghee, zur Rückfettung der Augen auf eine natürliche Weise empfohlen werden.

Einige Patienten berichteten auch von einem Blendungseffekt

Es wurde in einigen Fällen von erhöhter Empfindlichkeit gegenüber Licht oder Photophobie berichtet. Dieses Phänomen trat im ersten Monat des Jahres auf, wobei nach einigen frühen Verbesserungen, diese Patienten die Blendung oder Unschärfe lediglich für einige Tage oder einige Wochen erlebt haben. Dies ist auch erklärbar, als eine Verbesserung der Sehschärfe, was sich in einer verstärkten Wahrnehmung des Kontrastes äußern kann.

Laienhaft gesprochen, kann jedoch einfach die Sehkraft gestärkt werden, wobei dann Licht stärker, intensiver wahrgenommen wird und man sich in der geistigen Wahrnehmung folglich "geblendet" fühlt.

DMSO ist also entgegen Berichten nicht schädlich, sondern nützlich bei Augenkrankheiten.

Was die Augen betrifft, berichten mehrere Patienten, die mit DMSO wegen Muskelproblemen behandelt wurden, wie von Dr. Jacob bestätigt, dass sich ihre Sehkraft verbessert hatte. Dr. Jacob sendete diese Patienten zu Dr. Hill, der seine eigenen Experimente mit DMSO begann (nachdem bekannt war, dass die "Linsenveränderungen" bei Menschen nicht vorkommen). Seine Forschung zeigte, dass Tropfen von 50 % DMSO gegenteilig sogar bei Retinitis Pigmentosa und Makuladegeneration wirksam sind, und präsentierte einen Bericht darüber auf dem Symposium der New Yorker Akademie der Wissenschaften im Jahr 1971. (Haley, 2000)

Tropfen einer 25-prozentigen DMSO-Lösung (verdünnt in steriler physiologischer oder salzhaltiger Lösung) ein- oder zweimal pro Tag, ist für Augenprobleme wie Katarakte oder Glaukom nützlich.

"Ich habe über verschiedene gute Ergebnisse mit DMSO gelesen und wollte es selbst bei meinen Augen anwenden. Als abenteuerlustiger Typ habe ich heute DMSO auf 30 % verdünnt und 2 Tropfen in eines meiner Augen getropft, das rote Flecken um die Iris hatte. Die roten Flecken verminderten sich drastisch. Die einzige Nebenwirkung war ein leichtes Brennen, ähnlich den Tropfen, die man bekommt, wenn man einen Glaukomtest ohne die Nebenwirkung ausgedehnter Pupillen durchführt".

Bei Eigenanwendung kann man wie folgt vorgehen:

Zunächst sollte man nicht ohne Rücksprache mit dem behandelnden Arzt versuchen, die Augen zu behandeln. Durch das Verdünnen von DMSO mit physiologischer Lösung oder steriler Kochsalzlösung bei 25 – 30 %, kann man eine Lösung herstellen, die zweimal täglich mit einem Tropfer aufgetragen wird.

Aspirin siebenmal toxischer ist als DMSO

Im Gegensatz dazu wird die Zahl der medikamentenbedingten Todesfälle in den USA auf über 200.000 pro Jahr geschätzt, was Medikamente zur dritt- oder vierthäufigsten Todesursache macht (Pezzalla, 2005). Sogar übliche Schmerzmittel, NSAIDs genannt, unter denen

Dr. Theo Berger

sich illustre Beispiele wie Advil, Motrin, Aleve und Aspirin befinden, machen jedes Jahr schätzungsweise 7.600 Todesfälle und 76.000 Krankenhauseinweisungen in den USA aus (Tamblyn et al., 1997). Wenn man dies in Betracht zieht, kann man mit Sicherheit sagen, dass DMSO heute zu den sichersten Substanzen der Welt gehört. In der Tat misst der klassische Toxizitätstest - der LD-50-Test - die letale Dosis (LD), bei der die Hälfte einer Gruppe von Versuchstieren getötet wird. Die LD-50-Tests für Aspirin und DMSO zeigen, dass Aspirin siebenmal toxischer ist als DMSO (Haley, 2000).

18

5. Praktische Anwendung von DMSO

Quick Guide und Beschwerden

DMSO wird im Allgemeinen in einem Gel, einer Creme oder einer Flüssigkeit auf die Haut aufgetragen. Es kann oral oder als intravenöse Injektion, in vielen Fällen auch zusammen mit anderen Medikamenten eingenommen werden. Es wurde auch subkutan, intramuskulär, intraperitoneal, intrathekal, durch Inhalation, in das Auge, auf die Schleimhäute und in die Harnblase instilliert. Stärken und Dosierungen sind sehr unterschiedlich.

Wenn man nur mit Schmerzen oder Verletzungen zu tun hat, verwendet man eine topische Anwendung. Trinken sollte man es nicht, wenn es nicht unbedingt notwendig ist. Das Trinken ist für eine ernsthafte Entgiftung und andere innere Notwendigkeiten sinnvoll. Wenn Sie übrigens eine nach Rosen duftende DMSO-Creme verwenden, ist es wahrscheinlich, dass niemand den knoblauchartigen Geruch von DMSO riechen kann.

Interessanter Punkt zur Wiederaufnahme bei Doppelblindstudien.

DMSO wird destilliert

Die übliche orale Dosis von DMSO ist ein Teelöffel pro Tag von einer DMSO Lösung in Höhe von 70 % (Morton, 1993).

Da es jedoch Entgiftungsreaktionen auslösen kann und die gesamte Ausscheidung von DMSO aus dem Körper mehrere Tage in Anspruch nehmen kann, ist es am besten, dies nur einmal pro Woche zu tun. Beginnen Sie mit einem halben Teelöffel DMSO 50 % und erhöhen Sie nur dann auf einen Teelöffel DMSO 70 %, wenn eine mögliche Entgiftungsreaktion gut vertragen wird.

Wenn Sie flüssiges DMSO in der Haut verwenden, lassen Sie es für mehr als 20 bis 30 Minuten trocknen, bevor Sie den Rest abwischen. Die Haut muss für jeden topischen Gebrauch von DMSO sauber, trocken und unversehrt sein. Das Gesicht und der Hals sind empfindlicher gegenüber DMSO und es sollten dort entsprechend keine höheren Konzentrationen als 50 % angewendet werden. Die topischen Konzentrationen von DMSO sollten in Gebieten mit einem stark durchbluteten Anteil unter 70 % gehalten werden.

Orale Verabreichung

DMSO sollte nicht oral eingenommen werden, solange es nicht mit mindestens 200 ml Wasser oder Saft gemischt ist. Dies gilt auch für DMSO-Dämpfe, die nicht eingeatmet werden sollten, auch nicht in angemischtem Spray.

Sogar auf 70 % verdünntes DMSO kann Dehydration, also Austrocknung im Darm verursachen, sofern es nicht mit genügend Flüssigkeit gemischt ist.

Man sollte in Erinnerung behalten, dass es sich in diesem Fall um 99,9 Prozent reines DMSO handelt, welches mit 30 Prozent destilliertem Wasser gemischt ist.

DMSO sollte nicht dauerhaft innerlich, ohne Pause, eingenommen werden. Selbst wenn es mit genügend Flüssigkeiten gemischt wird, kann es Magen-Darm-Probleme verursachen.

Intravenöse Anwendung

Bei intravenöser Gabe oder einer hohen Dosierung können zeitweise Kopfschmerzen auftreten.

Es ist außerdem zu beachten, das DMSO ein potentes Diuretikum ist, welches eine Ausschwemmung von Wasser bewirkt. Dies gilt für den menschlichen wie tierischen Körper und geschieht durch die Niere, speziell, wenn es intravenös angewandt wird.

Oberflächliche Auftragung

Man kann bei Verabreichung von größeren Mengen über die Haut, an den Beinen beispielsweise, eine höhere Konzentration auftragen, als an empfindlichen Schleimhäuten.

Zum Beispiel kann das für Beine bedeuten, dass mehr als zwei Drittel Anteil der gewählten Mischung aus DMSO besteht.

Behandelt man Gelenke oder Muskeln, die sich in der Nähe des eher sensitiven Rumpfes befinden, kann man in etwa eine Ein- bis Zweidrittellösung anwenden, wobei Sportverletzungen in den Armen und Beinen ebenso mit einer circa ⅔-Lösung behandelt werden können.

Offene Hautstellen oder Ohren- und Nasentropfen dahingegen sollten eher als Ein- bis Zweidrittellösung angewendet werden, wobei der gesunde Menschenverstand gebietet, dass man bei sensiblen Stellen oder Umständen auch unter Einbeziehung der Sensitivität der jeweiligen Personen, eine Entscheidung trifft. Hier werden also bewusst Angaben als Richtwert gegeben.

Ein extremes Beispiel sind zum Beispiel Warzen, die man mit einer 80- bis 90-%-Lösung per Wattestäbchen oder Zahnstocher betupfen kann.

Am Auge kann man nach Empfehlungen von Walker per 5 %-Lösung gute Ergebnisse erzielen. Praktisch empfiehlt sich hier eine Mischung einer entsprechend großen Menge zum Beispiel auf einen Liter NaCl (Natriumchlorid / Kochsalz). Somit spart man sich den Einsatz einer Feinstwaage und ein eher riskantes - das heißt fehlerhaftes, prozessuales Vorgehen.

Innerliche Anwendung

Nasentropfen oder Ohrentropfen können sehr einfach mit DMSO hergestellt und entsprechend innerlich angewendet werden. Gehörgangsentzündungen, verstopfte Nasennebenhöhlen und andere problematische Umstände können erfolgreich behandelt werden. Übliche Pipetten- oder Sprühflaschen bieten sich zum Dosieren an. Die 10-ml-Standardversion in Braunglas ist vollkommen geeignet für die übliche Anwendungsdauer, wobei bei einem langfristigen Einsatz gegebenenfalls größere Gebinde nützlicher sind.

Es ist angeraten, bei Nasentropfen eine höhere Verdünnung zu wählen und zunächst den Einsatz an der sensitiven Schleimhaut auszuprobieren. So sind 25 % als ein guter Richtwert anzusehen. Je nach individueller Empfindlichkeit und dem Zustand der Nasenschleimhaut kann selbstverständlich noch weiter runterdosiert werden. Ein Kribbeln begleitet oft das erste Auftragen in der Nase. Wenn sich der Nutzer an die Anwendung gewöhnt hat, kann die Dosis entsprechend erhöht werden, bis auf 30 oder 40 %.

Es empfiehlt sich, den Kopf wie beim Einführen von Nasentropfen im Allgemeinen, zurückzulegen und die Nase vor der Anwendung mit warmem Dampf aufzuwärmen und die gesamte Gegend der Nebenhöhlen zu massieren. Etwas Warmes vor der Anwendung zu trinken, bevorzugt etwas Schleimlösendes wie Zitrone, ist sicherlich förderlich.

Ohrentropfen bei Gehörgangekzemen und Entzündungen anwenden

Bei Seitenlage werden ein bis zwei Tropfen der jeweiligen Lösung eingeträufelt. Es ist mit dem gleichen Juckreiz der durchblutungsfördernden Wirkung zu rechnen, der bei einem ohnehin entzündeten, juckenden Ohr, eine deutliche Irritation hervorrufen kann.

Wenn die ersten Minuten ausgestanden sind und man sich diszipliniert von allem Kratzen abhalten konnte, kann man in der darauffolgenden Zeit mit deutlichen Verbesserungen rechnen. Selbstverständlich muss das Ohr vorher, so gut es geht, gereinigt werden. Gegebenenfalls mit einem Öl etwaige Krusten einweichen und mit warmem Wasser spülen, je nach Umständen.

Eine andere Anwendungsmöglichkeit, die in diesem Zuge mit aufgeführt wird, ist das Eintropfen im Bauchnabel. Es handelt sich hierbei um Narbengewebe, was bei manchen Personen ein Störfeld darstellt, wo man jedoch durch den Einsatz von DMSO in vielerlei Hinsicht ganzheitlich profitieren kann. Der Bauchnabel stellt im Ayurveda und anderen traditionellen Medizinsystemen eine besondere Schnittstelle dar, die für den Fluss von feinstofflichen Energien bedeutsam ist. Es ist also ratsam, besonders bei operativen Eingriffen in dieser Gegend, entsprechend nachzubehandeln. Eine hohe Dosis ist hier möglich, da es sich um gefühlsarmes Narbengewebe handelt.

Intravenöse Injektionen von DMSO

Wenn man DMSO intravenös verabreichen möchte, so ist zunächst einmal zu sagen, dass in Deutschland eine subkutane, das heißt, unter der Haut verabreichte oder in den Muskel zugeführte Lösung, nur einem Arzt oder Heilpraktiker gestattet ist. Es gibt für die Verabreichung fertige Ampullen zu kaufen oder die Möglichkeit, selbst anzumachen beziehungsweise abmischen zu lassen. Nebenwirkungen, wie der oftmals berichtete Schüttelfrost, ist nach Einschätzungen von Experten überwiegend auf Fehler bei der Zubereitung der Lösungen zurückzuführen. Die Sauberkeitsregeln, die allgemein gelten, sind für Injektionslösungen ausnahmslos zu beachten.

Sauberer Arbeitsplatz, saubere Arbeitsmaterialien, Kittel, Einmalhandschuhe, Haube, Mundschutz. Alternativ kann man die Lösung auch bei einem Labor herstellen lassen.

Wenn man in Eigenregie vorgeht, ist als Grundstoff für alles Weitere DMSO in reiner Form notwendig. Einzeln verpackte Nano-Filter sind dann anzuwenden, nachdem man das DMSO auf 70 bis 90 Grad Celsius erhitzt. Zur Messung der Temperatur kann man einen

Laborthermometer nutzen oder mit einem Infrarot-Thermometer, ohne direkte Berührung messen. **DMSO ist leicht entzündlich und nicht auf offener Flamme zu erhitzen. Insgesamt sollte man es nicht zu stark beziehungsweise auf zu starker Temperatur erhitzen.**

Die Filterung des DMSO kann man dann per Spritzen und Filter durchführen. Es sind verschiedene Größen verfügbar, die man am besten mit dem jeweiligen Hersteller abstimmt. DMSO ist recht schwer durch diese feinporigen Filter zu pressen. Es wird dadurch erleichtert, wenn man DMSO zuvor mit sterilem Wasser verdünnt. Zum Beispiel auf 25 Prozent. Ein Teil DMSO mit drei Teilen Wasser ergeben ein solches Verhältnis. Die somit dünnflüssig angemischte Lösung lässt sich schneller durch das Sieb pressen.

Falls die Lösung nicht sofort angewendet wird, muss sie lichtgeschützt und luftdicht verschlossen aufbewahrt werden.

Wendet man eine Infusion bei Pferden an, sollte die Gesamtkonzentration nicht mehr als 13 % betragen. Beim Menschen gilt die Faustregel, dass 1 Gramm DMSO je Kilogramm Körpergewicht nicht überschritten werden sollte.

Füllt man 10 ml DMSO in 1000 ml NaCl-Lösung ein, hat man eine 1 %-Lösung.

Orale Aufnahme durch Trinken

Eine entsprechend angemischte Lösung von DMSO zu trinken, ist einfach und unkompliziert, im Gegensatz zum äußerlichen Auftragen, wo diverse Sauberkeitsregeln beachtet werden müssen und man mit Kleidung und Applikatoren hantiert.

Die übliche orale Dosis von DMSO ist ein Teelöffel DMSO pro Tag, 70 % (Morton, 1993). Aber da es Entgiftungsreaktionen auslösen kann, und die gesamte Ausscheidung von DMSO aus dem Körper mehrere Tage dauern kann, ist es am besten, dies nur einmal pro Woche zu tun. Beginnen sollte man mit einem halben Teelöffel DMSO 50 % und erhöht auf einen Teelöffel DMSO 70 %, nur, wenn eine mögliche Entgiftungsreaktion gut vertragen wird.

Im Allgemeinen sollte genug Zeit zum Auftragen von DMSO auf die Haut eingeplant werden, da das Einreiben zur besseren Aufnahme beziehungsweise auch das Einwirkenlassen eine entsprechende Dauer benötigt, bis die Haut wieder vollkommen trocken ist.

Trägt man im Mund, der Nase, in den Ohren oder im Auge auf, bedarf es keiner dedizierten Zeitspanne zur Einwirkung.

Achtung ist geboten, wenn Teppiche, Möbel oder andere Dinge aus Versehen per Tropfen getroffen werden können.

Das ist vor allen Dingen deswegen der Fall, weil DMSO in der Regel in einer wässrigen Lösung vorliegt.

Darum sollte man sich entsprechend teilweise entkleiden und in eine stabile Position begeben, bevorzugt also sitzend oder liegend, mit unterliegenden Tüchern beziehungsweise Laken.

Ein Gläschen mit einem Pinsel wäre im besagten Falle sicherlich angebracht. DMSO, in welcher Form auch immer, muss nicht triefend nass aufgebracht werden, es reicht eine dünne Schicht. Am Einfachsten ist meist das Auftragen per Sprühflasche.

Zirkulation

Wenn 60 bis 90 % DMSO auf die Haut aufgetragen werden, können Wärme, Rötung, Juckreiz und manchmal auch lokale Nesselsucht auftreten.

Dies verschwindet in der Regel innerhalb von ein paar Stunden, wobei natürliches Aloe vera, Gel oder Creme helfen, diesen Effekt zu verhindern. Dies liegt daran, dass die vorgenannten Effekte überwiegend durch Trockenheit, beziehungsweise Austrocknung hervorgerufen werden und somit ebenso durch Wasser, wie auch durch befeuchtende Mittel wieder gelindert oder gänzlich aufgehoben werden. Wenn 60 bis 90 % DMSO auf die Handfläche der Hand aufgetragen werden, kann die Haut einige Tage lang Falten bilden.

6. Anwendungsberichte

"Mein Bruder trug etwas DMSO-Gel (70 % DMSO, 30 % Aloe vera) auf seine Schultern und den unteren Teil des Nackens, weil er Muskelschmerzen in diesem Bereich hatte. Hautrötung, -reizung wurde verursacht, wobei trotz allem auch der Muskelkater verringert wurde.

Eine ältere Dame hat rheumatoide Arthritis, die ihre Beine anschwellen ließen und ununterbrochen wehtaten. Bei Anwendung des gleichen DMSO-Gels, nach etwa 2 - 3 Tagen Anwendung, einmal pro Tag, war die Schwellung zu 90 % verschwunden. Innerhalb von 4 - 5 Tagen war die Schwellung tatsächlich zu 100 % zurückgegangen, und sie sagte, dass die Schmerzen insgesamt abnehmen." Michael Shatskiy, Los Angeles, Kalifornien, USA

Chronische Schmerzpatienten müssen die Substanz oft 6 Wochen lang anwenden, bevor eine Veränderung eintritt, aber viele berichten von einer Erleichterung in einem Ausmaß, dass sie von keiner anderen Quelle erhalten konnten. Im Allgemeinen gilt, je länger die Chronizität der Störung ist, desto länger muss die Behandlung mit DMSO eingesetzt werden, um eine Linderung zu erreichen (Steinberg, 1967).

Zu den häufigen Gesundheitsproblemen für Menschen, die zu Hause topisches DMSO anwenden, gehören akute Muskel-Skelett-Verletzungen und Entzündungen.

Im Allgemeinen gilt, je früher DMSO verwendet wird, desto dramatischer ist das Ergebnis. Eine 70-prozentige Konzentration von DMSO vermischt mit Wasser im Bereich von 8 bis 12 ml, die mindestens dreimal täglich auf und um die Verletzung in einem weitläufigen Bereich angewendet wird, hat bei 4 bis 5 Personen einen heilsamen Effekt.

Arthritis und Verstauchungen

Es bietet eine schnelle Schmerzlinderung, erhöhte Mobilität und eine Verringerung der Entzündung bei topischer Anwendung. Man kann eine positive Reaktion innerhalb von 5 bis 20 Minuten und in der Regel für 4 bis 6 Stunden sehen. (Steinberg, 1967).

DMSO für eine Sechsjährige, die an rheumatoider Arthritis erkrankt war und über hohe Schmerzen klagte, konnte für das Kind in einer halben Stunde deutliche Verbesserungen bewirken. Das besagte Kind konnte die Schulter wieder bewegen und zum ersten Mal seit zwei Jahren den Kopf drehen. Überredet zu laufen, gelang es ihr, ein paar Schritte zu machen und dann brach sie in Tränen aus. "Warum weinst du?" fragte Dr. Jacob sie. "Weil es nicht mehr wehtut", antwortete sie. (Haley, 2000)

"Mein Bruder hat Arthritis im Bereich der Wirbelsäule. Er hat mehr als die Hälfte der Zeit Schmerzen und ist bettlägerig. Wenn er mit DMSO behandelt wird, kann er ein normales, aktives Leben führen. Nur eine Anwendung dieses billigen, sicheren Mittels hat meinen Bruder in genau 30 Minuten von einem grummeligen Patienten in einen aktiven, schmerzfreien Mann verwandelt!" (Haley, 2000)

June Jones, einst Quarterback und späterer Trainer des Pro-Football-Teams der Atlanta Falcons, hatte eine Bursitisverkalkung (Schleimbeutel) in seiner rechten Schulter. Seine Karriere kam fast zu Fall durch diesen Umstand, da er kaum seinen Arm heben, geschweige denn einen Football werfen konnte. Aber er hatte von DMSO gehört und hatte DMSO bereits für Verstauchungen verwendet, wie Tausende von anderen Profisportlern. Er erhielt eine Anwendung von DMSO in der Schulter und nach 30-tägiger Anwendung von DMSO verschwand die Verkalkung. (Haley, 2000)

Schlaganfall

Bald nach einem Schlaganfall angewendet, kann DMSO das Gerinnsel, das den Schlaganfall verursacht, auflösen, die Durchblutung wiederherstellen und Lähmungen vermeiden. Sobald DMSO in den Körper gelangt, entweder auf die Haut aufgetragen, oder direkt intravenös verabreicht, oder oral, durchdringt es den Körper und überwindet die Blut-Hirnschranke, sodass es, selbst wenn es oral eingenommen wird, die Durchblutung verbessern kann. Idealerweise sollte es intravenös gegeben werden.

DMSO ist in verschiedenen Formaten erhältlich

Obwohl DMSO in einer Konzentration von 40 % eine Verlängerung der Blutungszeit bewirkt, ist es immer noch zur Behandlung von embolischen oder hämorrhagischen Schlaganfällen angezeigt. DMSO ist jeder anderen Behandlung von Wunden im Gehirn, bei denen eine starke Blutung vorliegt, überlegen. (Morton, 1993).

Ein Mann, der um 7.30 Uhr einen Schlaganfall hatte, weigerte sich, ins Krankenhaus zu gehen, bis seine Frau mit Dr. Stanley Jacob gesprochen hatte, was erst um 18.30 Uhr geschah. Beginnend am Tag des Schlaganfalls, gab sie ihm eine halbe später 50 % DMSO in einem kleinen Orangensaft, alle zwei Stunden, für zwei Stunden, und dann jede halbe Stunde für zwei Stunden. Am nächsten Tag war ihr Mann in besserer Verfassung und bald darauf wieder gänzlich normal. Eine Substanz, die einen Schlaganfall stoppen kann, während dieser erfolgt, ist etwas, das viele in ihrer Hausapotheke wünschen. (Haley, 2000)

Angina, Herzinfarkt, Verletzungen des Gehirns und Rückenmark

DMSO kann helfen, schädliche Wirkungen auf das Herz und das Gehirn bei medizinischen Störungen zu neutralisieren, die Kopf- und Rückenmarksverletzung, Schlaganfall, Gedächtnisstörungen und ischämische Herzkrankheit betreffen. (Jacob, de la Torre, 2009). Eine 40-prozentige DMSO-Lösung sollte innerhalb von vier Stunden verabreicht werden, um wirksam zu sein. Innerhalb von neunzig Minuten ist die Anwendung am effektivsten.

Dr. Theo Berger

Nach intravenöser Verabreichung von DMSO kommt es zu einer Erhöhung der Menge des Rückenmarkblutstroms in die Region des Traumas. Eines der ersten Dinge, die nach einem Rückenmarkstrauma passieren, ist, dass eine Reduktion des Sauerstoff- und Blutflusses einsetzt, da sich die Blutgefäße verengen oder abschalten. Ohne eine gewisse Behandlung kann das Gewebe anschwellen. Dies führt letztendlich zu einer Lähmung.

Bei einem Hirnschlag wird das Tier entweder komatös oder lethargisch oder stirbt. Mit einer DMSO-Infusion unmittelbar nach Verletzung (oder Schlaganfall) wird dies verhindert. - Dr. Jack de Ia Torre, Professor für Physiologie und Neurochirurgie an der Universität von New Mexico

Dr. Stanley Jacob hat sogar DMSO intravenös an bereits gelähmte Menschen verabreicht. Querschnittsgelähmte waren unter den teilweise Geheilten. (Haley, 2000)

Infektionen

In Kombination mit Antibiotika wandelt DMSO Bakterien, die gegenüber einem bestimmten Antibiotikum resistent sind, so um, dass sie gegen dasselbe Antibiotikum empfindlich sind. Wahrscheinlich ist eine 80 bis 90-prozentige Lösung von DMSO notwendig, um in diesem Falle klinisch nützlich zu sein (Pottz, Rampey, Benjamin, 1967). DMSO wurde verwendet, um Antibiotika an schwer zugängliche Stellen des Körpers zu transportieren. Man muss sagen, mit ausgezeichneten Ergebnissen, was Fälle von betroffenem Knochenmark und Gehirn angeht (Sanders, 1967).

DMSO kann eine Virusproteinbeschichtung auflösen, wobei der Viruskern ungeschützt bleibt und seine Nukleinsäure dem Immunsystem ausgesetzt ist. Topisch angewendet lindert es die Läsionen, die als Folge von Herpes Zoster, Gürtelrose auftreten (Morton, 1993).

Platziert in den Nasenlöchern oder topisch im Gesicht, kann DMSO blockierte Nebenhöhlen innerhalb weniger Minuten öffnen und wurde erfolgreich bei Patienten mit Polypen eingesetzt (Marvin, 1967).

DMSO kann Zahnfleischerkrankungen aufklären und Karies, sowie Schmerzen lindern, indem es an die betroffenen Stellen gestrichen wird.

"Ich besitze DMSO in pharmazeutischer Qualität und gieße abends etwa zwei Teelöffel in ein Glas, lege meine 20 mg Doxycyclin hinein, füge etwa 2 Teelöffel destilliertes Wasser hinzu und schwenke es dann in meinem Mund für etwa 2 oder 3 Minuten und schlucke es schließlich. Es ist ungefähr eine 50 %-Lösung. Es arbeitet richtig in meinem Mund.

Mein entzündeter Kieferbereich hat sich in nur wenigen Tagen um ungefähr 70 % beruhigt.

Ich rechne damit, dass es bis morgen nach der Nachtgabe von DMSO vollkommen beruhigt sein wird." Laura, Toulouse, Frankreich

Keloide, Narben, Verbrennungen, Bläschen

Eine Konzentration von 50 bis 80 %, die zwei- oder dreimal am Tag aufgetragen wird, wird nach einigen Monaten eine vorstehende Narbe abflachen. Es ist von beträchtlichem Wert bei oberflächlichen Verbrennungen (Goldman, 1967) und wenn es schnell auf eine Verletzung angewendet wird, kann es jegliche Blutergüsse beseitigen.

"Ich habe es seit zwei Wochen auf mein Gesicht aufgetragen. Ich hatte im März einen Anfall von Akne, und das hat es ziemlich gut geheilt, aber was mich verblüfft, ist, dass meine Hyperpigmentierung (Melasma) auch sehr deutlich verblasst ist. In der Tat ist es unglaublich!" HG, USA

"Ich habe eine 50-prozentige Lösung verdünnt und topisch auf den entzündeten Lymphknoten aufgetragen. Ich habe es heute Abend noch einmal angewendet. Ich bin total erstaunt! Die Größe des Knotens nimmt in nur zwei Anwendungen deutlich ab! Und es fühlt sich nicht mehr verfilzt an. Dieser Knoten ist seit über 20 Jahren geschwollen!"
Melissa Medlock, Coldwater, Michigan, USA

Podologie

DMSO kann bei der Behandlung von schmerzhaften Hühneraugen, Schwielen, eingewachsenen Zehennägeln, Ballen, Hammerzehen, Fersensporn und der Entzündung von Gicht an Zehen wirksam sein.

Krampfadern und Thrombophlebitis

Topisches DMSO kann Teleangiektasien, kleine erweiterte Blutgefäße in der Nähe der Oberfläche der Haut aufhellen.

Es kann auch die Größe von Krampfadern in den Beinen und die Entzündung, die damit einhergeht, zusammen mit einer Erleichterung ihrer krampfartigen Unannehmlichkeiten verringern (Marvin, 1967. Blumenthal, Fuchs, 1967).

Augenprobleme

Ein Tropfen einer 25-prozentigen DMSO-Lösung (verdünnt in steriler physiologischer oder Kochsalzlösung) einmal oder zweimal pro Tag, ist bei Augenproblemen einschließlich Katarakte oder Glaukom nützlich.

"DMSO ist erstaunlich. Ich habe über verschiedene gute Ergebnisse mit der Verwendung in den Augen gelesen.

Da ich der abenteuerlustige Typ bin, habe ich heute DMSO auf 30 % verdünnt und 2 Tropfen in eines meiner Augen gegeben, das rote Flecken um die Iris hat.

Die roten Flecken nahmen drastisch ab. Der einzige Nebeneffekt war ein leichtes Brennen, ähnlich wie bei einem Glaukomtest, jedoch ohne die Nebenwirkung der erweiterten Pupillen." DZ, USA

Kopfschmerzen

DMSO ist sehr effektiv bei vaskulären Kopfschmerzen und bei Muskelverspannungen, die oft mit Kopfschmerzen einhergehen.

Es kann auf behaarten Bereichen wie der Kopfhaut verwendet werden und es kann auch in der Nähe der Augen verwendet werden. Eine 90-prozentige Lösung ist im allgemeinen effektiver (Ogden, 1967).

Psychische Störungen

DMSO war bei der Behandlung von Patienten mit den folgenden Diagnosen nützlich:

(1) übererregte Zustände (akute schizophrene Reaktionen, manische Phase der manisch-depressiven Psychosen, alkoholische Psychosen, symptomatische Psychosen)

(2) einige Symptome der chronischen Psychosen (Autismus, Stereotypie, Negativismus, abnormales Verhalten oder Wahnzustände)

(3) schwere Neurosen (Angstreaktionen, Zwangsneurosen) (Ramírez, Luza, 1967).

Besonderes Augenmerk richtete McGrady auf ein außergewöhnliches Studienergebnis von Dr. Eduardo Ramirez und Dr. Segisfredo Luza von der Ayetano Heredia Universität in Lima, Peru.

Nach ausführlichen Tests an Tieren und dann an gesunden Menschen berichtete Dr. Ramirez, dass bei Injizierung von 50 % oder 80 % DMSO intramuskulär bei Patienten mit akuter und chronischer Schizophrenie, von 14 akuten Fällen, jeder Einzelne, innerhalb von 45 Tagen nach Beginn der DMSO-Behandlung, aus dem Krankenhaus

Dr. Theo Berger

entlassen wurde.

Er sagte, dass 4 der 11 chronischen Fälle, von denen einer seit 14 Jahren krank war, schließlich entlassen wurden, wobei die anderen 7 sich sehr verbesserten und schließlich eine Ergotherapie erhielten.

Er beobachtete eine rasche Abnahme der Agitation im Allgemeinen. Eine Rezession des Verfolgungsgefühls, eine relativ plötzliche Tendenz zur Kommunikation und sauber zu bleiben, das Schwinden von Obsessionen, Rückkehr zur Wachsamkeit, und eine Ruhe, wo Unruhe und Angst gewesen waren, wurden ebenfalls als psychische Merkmale erfasst. (Haley, 2000)

Genitouräre Störungen

DMSO wurde bei der Behandlung einer Reihe von Patienten mit verschiedenen urogenitalen Störungen, einschließlich Peyronie-Krankheit, interstitieller Zystitis, akuter Epididymitis, verwendet. Einige haben eine dramatische und erfreuliche Erleichterung der Symptome erhalten (Persky, Steeart, 1967).

Sonstiges

DMSO in Verbindung mit anderen Behandlungen hat gezeigt, dass Krebs oftmals sehr effektiv rückläufig ist (Ayre, 1967). Die intravenöse Verabreichung von DMSO reduziert deutlich die pathologische intestinale Permeabilität, während die Aufnahmekapazitäten des Darms erhalten bleiben (Wang et al., 1996). In Anbetracht dessen, dass die Darmpermeabilität ("leaky gut") eine fundamentale Rolle bei chronischen degenerativen Erkrankungen spielt, ist dies von großer klinischer Bedeutung.

DMSO hat auch ausgezeichnete Ergebnisse bei der Haut von Menschen, die an Sklerodermie leiden. Ergebnisse, die bei keiner anderen Therapiemethode beobachtet wurden (Scherbel et al., 1967).

Frau Jean Puccio aus Washington DC bezeugte dies bei Anhörungen durch Senator Edward Kennedys Unterausschuss für Gesundheit, 1980, über ihre Genesung von Sklerodermie. Im Jahr 1971 diagnostiziert, wurde ihr gesagt, dass keine Medikamente helfen würden, und dass sie wahrscheinlich bald einen Rollstuhl und frühen Tod als gegeben annehmen müsste. Als sie Dr. Jacob (durch Mundpropaganda) fand, sagte sie zu den Senatoren:

"Ich hatte Schwierigkeiten beim Atmen, Gehen und Essen.

Die Krankheit verdickt das Gewebe und macht meine Haut so eng, dass ich mich nicht bewegen kann. Es war schwierig für mich zu fahren, die Zündung in meinem Auto zu drehen oder meinen Körper zu drehen ". Ihr Zahnarzt konnte eine Weile nicht an ihrem Mund arbeiten, weil sie ihren Mund nicht öffnen konnte.

"Jetzt kann ich meinen Mund öffnen, wie jeder andere", sagte sie.

Nachdem ihre sensibilisierte Haut durch die topische Anwendung von DMSO verbrannt war, schlug Dr. Jacob vor, sie oral einzunehmen. Innerhalb von sechs Monaten bezeugte sie: "Mein Zustand kehrte sich fast sofort um. Ich kann alles tun, was andere jetzt tun können." (Haley, 2000).

7. Nebenwirkungen

Nebenwirkungen bei der Anwendung von DMSO bei Menschen.

Dimethylsulfoxid hat zwei potenzielle Nebenwirkungen:

1. Der Atem und Körper kann unangenehm riechen. Etwa nach Knoblauch. So zumindest beschreiben es die meisten Anwender. Manch einer sagt, es rieche nach Mais. Es kann sich hierbei um eine Lappalie handeln oder je nach Heftigkeit beziehungsweise Empfindlichkeit des Riechorgans, auch um eine erhebliche Störung. Der Geruch verschwindet selbstverständlich nach Absetzen des Mittels. Es wird beschrieben, dass der Reinheitsgrad eine signifikante Auswirkung auf diesen Effekt hat. Je reiner, desto seltener / schwächer ist der Geruch - und umgekehrt.

2. Man könnte, wie bei jedem Stoff, den man anwendet, eine allergische Reaktion an der Stelle erleiden, auf der man es oberflächlich aufträgt. Das könnte eine Schwellung, Rötung oder Entzündung sein. Das ist extrem selten und tritt ungefähr so häufig auf, wie auch bei anderen Substanzen, wie beispielsweise "Aspirin". Manches Mal wird auch ein harmloses Kribbeln berichtet.

Dem Geruch entgegenwirken

Der knoblauchartige Körpergeruch und Geschmack im Mund, der einigen Erfahrungen zuzuschreiben ist, ist auf einen bestimmten DMSO-Metaboliten zurückzuführen: Dimethylsulfid (DMS), eine Komponente natürlicher Zwiebel- und Knoblaucharomen (McKim, Strub, 2008).

Dies kann ein bis zwei Tage dauern und bei einer kleinen Anzahl von Menschen, insbesondere Männern, kann der Geruch sehr scharf sein. Das Trinken von genügend Wasser wird helfen, den Geruch zu vermindern. Andere Nebenwirkungen, wie Magenverstimmung, Kopfschmerzen, Schwindel und Sedierung sind sehr wahrscheinlich mit Entgiftungsreaktionen verbunden, die durch DMSO ausgelöst werden.

Dem starken eigenen Körpergeruch entgegenzuwirken, kann man zum Beispiel bei Auftragen des DMSO etwas ätherisches Öl in Reinform beifügen. Bei äußerlicher Anwendung zum Beispiel per Wattebausch, könnte man einen Tropfen ätherisches Pfefferminzöl auf den Wattebausch hinzuzufügen, um den knoblauchähnlichen Geruch zu neutralisieren.

Wenn man eine Rosenduft-DMSO-Creme verwendet, besteht die Möglichkeit, dass niemand den DMSO-Knoblauchgeruch riechen kann.

Schwangerschaft

Die folgende Information bezieht sich auf die Anwendung von DMSO in der Schwangerschaft und ist hypothetischer Natur, da es bis dato keinerlei Problemfälle in diesem Zusammenhang gab. In jedem Falle sollte man sich vor der Anwendung mit seinem Arzt oder Heilpraktiker entsprechend abstimmen.

Dies gilt insbesondere, da DMSO die Wirkung von anderen Medikamenten im Körper betreffen kann, also sollte der behandelnde Arzt zumindest informiert werden.

Während man sich in der Schwangerschaft befindet oder stillt, sollte man, wenn nicht unbedingt notwendig, eher auf die Anwendung verzichten.

Dies wird aus dem Blickwinkel betrachtet, das sogar geringe Mengen an Koffein und Alkohol schlimme Auswirkungen nach sich ziehen können. Warum also das Risiko eingehen, wenn nicht notwendig?

Das Forschungsmaterial betreffend DMSO und Schwangerschaften ist leider aufgrund der wenigen Aufmerksamkeit von den finanzstarken Unternehmen recht spärlich.

Langzeitwirkungen

Wie bei jedem Mittel, das man für lange Zeit zu sich nimmt, sollte man periodisch die generellen Organfunktionen prüfen lassen, um mögliche Wechselwirkungen erkennen zu können. Ein entsprechendes Blutbild vor Nutzung mit DMSO und nach sechs Monaten Anwendung kann auch aufschlussreiche Informationen liefern.

Wechselwirkung mit anderen Mitteln

Wie häufig beschrieben, kann DMSO die Wirkung von anderen Mitteln verstärken. Dies gilt selbstverständlich auch für die Nebenwirkungen. Das ist je nachdem auch bei der Nutzung von Alkohol und Drogen der Fall. Selbst geringe Mengen können in diesem Falle zu deutlich stärkeren Effekten führen. Falls man eine absehbare Nutzung von anderen Mitteln jeglicher Art plant, sollte man sich im besten Falle mit seinem Arzt abstimmen und mögliche Wechselwirkungen ansprechen.

Wenn man Auto fahren möchte oder andere Dinge tut, die volle Aufmerksamkeit erfordern, ist dies umso gewissenhafter zu behandeln.

So sollte DMSO zum Beispiel nicht mit dem Mittel Sulindac verabreicht werden.

Andere mögliche Probleme

1. Während es helfen kann, Wunden schneller zu heilen und Narbengewebe zu reduzieren, wird manches Mal angegeben, es soll nicht unbedingt auf infizierten Wunden angewendet werden. Der Autor kann dies nicht bestätigen, da Bakterien oder Viren zu groß sind, um ins Gewebe transportiert zu werden, und DMSO insbesondere mit anderen wundheilenden Mitteln, wie zum Beispiel ätherischem Laven-

delöl sowie Myrrheöl, in guter Qualität, die infizierte Wunde in kurzer Zeit heilen kann.

Aufgetragen bei einem 5-jährigen Jungen, der eine pochende, infizierte, schmerzhafte Wunde am Finger hatte, hat DMSO die erbsengroße, eitrige Wunde über Nacht so eindrucksvoll komplett verheilen lassen, dass lediglich die verschrumpelte Haut, welche den Eiter gehalten hat, zurückblieb.

2. **Nicht für "Poison Ivy" oder "Poison Oak" nutzen, bzw. für Insektenstiche**, da es die Substanzen unter Umständen noch weiter transportiert. Auch hier könnte unter Abwägung der Umstände und Risiken, ggf. eine Kombination mit anderen Mitteln erfolgen.

3. **Keine Lagerung in der Nähe mit giftigen Substanzen.** Am besten hält man sich vor und nach der Anwendung für einige Stunden gänzlich von giftigen Substanzen fern.

Sollte man einmal aus Versehen etwas Giftiges über eine mit DMSO behandelte Stelle vergossen haben, sollte man nicht in Panik verfallen. Einfach umgehend mit Seife und Wasser abwaschen.

Nur gereinigtes und richtig verdünntes DMSO sollte verwendet werden. Wenn Sie eine reine DMSO-Lösung verdünnen, tun Sie dies immer in destilliertem Wasser. Bei der Anwendung sollten sowohl die Hautstelle als auch die Applikationshand vor der Anwendung gründlich gereinigt werden. Dies ist von größter Wichtigkeit, da die Eigenschaften von DMSO es zulassen, dass Verunreinigungen durch die Haut absorbiert und in den Blutstrom transportiert werden. Somit ungewollte Nebenwirkungen deutlich minimiert werden.

DMSO ist als eine der am wenigsten toxischen Substanzen in der Biologie bekannt (Parcell, 2002), sodass alle ernsthaften Nebenwirkungen von potenziellen Kontaminanten oder mit der Einnahme von begleitenden Arzneimitteln, die mit DMSO in den Körper getragen werden, ausgelöst werden können. DMSO und die meisten Substanzen, die

Dr. Theo Berger

darin aufgelöst werden, werden die Haut, die Bluthirnschranke und andere Teile des Körpers sehr schnell durchdringen.

Denken Sie auch daran, dass DMSO die Wirkung von Medikamenten wie Blutverdünnern, Steroiden, Herzmedikamenten, Sedativa usw. erhöht. Zusätzlich kann Aceton- oder Säurekontamination von DMSO zu ernsthaften medizinischen Konsequenzen führen. Beachten Sie dieses Problem beim Kauf von unzuverlässigem DMSO. Eine reine DMSO-Lösung wird innerhalb von 2 Stunden fest (wie Eis) im Kühlschrank. Wenn die gefrorene Flasche auf den Kopf gestellt wird, kleine Wasserrinnsale durch das Eis fließen, besitzen Sie wahrscheinlich das Tierarzneimittel DMSO. Das ist eine Konzentration von 90 %. Zehn Prozent sind destilliertes Wasser (Morton, 1993).

Frauen wird davon abgeraten, DMSO während der Schwangerschaft oder Stillzeit anzuwenden, obwohl DMSO verwendet wird, um gefrorene menschliche Embryonen zu konservieren. DMSO kann Leberfunktionstests stören und falsche Angaben liefern.

Dieses Problem kann leicht gelöst werden, indem eine Woche nach der DMSO-Verwendung gewartet wird, bevor der Test durchgeführt wird.

Der Langzeitgebrauch wurde als sicher dokumentiert. Augenschäden, die bei Labortieren auftraten, wurden nicht bestätigt. Nebenwirkungen, wie Hautausschlag und Juckreiz nach topischer Applikation, Aufbrechen von Blutbestandteilen nach intravenöser Infusion können zum großen Teil durch den Einsatz von verdünnteren Lösungen vermieden werden.

Trotz dieser Nebenwirkungen wird DMSO als Konservierungsmittel für Blutkörperchen und Stammzellen verwendet (McKim, Strub, 2008).

Wenn DMSO mit Wasser verdünnt wird, wird Wärme freigesetzt. Die Flasche fühlt sich warm an. Das ist eine vorübergehende, harmlose

Reaktion.

Da DMSO Trockenheit und Schuppen der äußeren Schicht der Haut verursacht, könnten Hautkrankheiten, die durch Schuppenbildung (Psoriasis) gekennzeichnet sind, durch die Verwendung von DMSO verschlimmert werden. Aber DMSO, das nur für ein paar Tage topisch angewendet wurde, war bei Psoriasis allgemein nützlich. Längerer Gebrauch von DMSO zur Behandlung von Psoriasis wird jedoch nicht empfohlen, da es die Psoriasisbedingung verschlechtern kann (Engel, 1967), nur DMSO oral eingenommen, wird vorgeschlagen. Dies ist freilich darauf zurückzuführen, da es eine weiter austrocknende Wirkung hat.

"Ich freue mich, sagen zu können, dass die Einnahme von DMSO in Verbindung mit der Umsetzung der Entgiftungsvorschläge, die gegeben wurden, sich erfolgreich um viele meiner verbleibenden Psoriasisprobleme kümmert. Ein paar Bereiche sind immer noch hartnäckig, aber ich habe eine Menge allgemeiner Verbesserungen bemerkt. Die topische Anwendung von DMSO half auch dabei, ein Ekzem zu beseitigen, das meine Frau schon seit Längerem belastet hat". Peter Norquest, Tucson, Arizona, USA

8. Tipps zu Anwendung und Lagerung

DMSO ist, wie mittlerweile recht deutlich geworden sein sollte, ein Produkt, das außergewöhnliche Heilungschancen in einem breiten Spektrum von Anwendungsgebieten darbietet.

Unglücklicherweise wird durch die starken Warnungen, welche man zu einem Großteil pharmazeutisch, propagandistischen Ursprungs verorten kann, ein fader Beigeschmack erzeugt. Sich davon nicht abschrecken lassen und die erste Hürde nehmen ist für viele der erste Schritt, in Richtung der Nutzung von DMSO.

Der Packungshinweis darauf, dass DMSO ein Lösungsmittel ist, bedeutet automatisch, dass es Lebensmittelqualität hat und generell geeignet zum Verzehr ist. Man darf nicht vergessen, dass aufgrund gesetzlicher Restriktionen DMSO nicht zum menschlichen Verzehr ausgewiesen werden darf.

Hartplastikcontainer sind generell sicher in der Anwendung. **Insbesondere Sprühflaschen - speziell solche aus Hartplastik, Glas oder Metall, sind der bevorzugte Weg um DMSO aufzutragen.**

Natürlich muss DMSO immer noch per Hand verteilt werden.

Sicherheit in der Anwendung

Die Sorge für Neulinge, die gerade mit der Behandlung von DMSO beginnen, ist, dass sie künstliche Verbindungen wie Lotion, Farbe von Kleidern oder Plastikprodukte unwissentlich lösen und so in ihren Blutkreislauf einführen.

Vorab sei gesagt, dass hier der Idealfall beschrieben wird um zu vermeiden, dass unnötigerweise ungewollte Substanzen mittransportiert werden. Es ist jedoch immer nach Zeit und Umständen zu beurteilen und ein gewisses Gottvertrauen vorauszusetzen, dass nicht jede Situation durch penible Vorarbeit kontrolliert werden kann. Soll heißen: Im Zweifel wird im Einzelfall die Welt nicht untergehen, wenn man einmalig DMSO per Plastiklöffel aufträgt oder die Hände nicht optimal gewaschen sind, jedoch sollte auf Dauer eher professionell, als unachtsam gehandelt werden.

Trotz alledem gilt bei Sauberkeit höchste Priorität.

DMSO professionell lagern

Von einer Lagerung in PET-Flaschen wird abgeraten, da sich hier Giftstoffe lösen.

Die Behälter in denen DMSO verkauft wird, können unter den meisten Umständen als sicher betrachtet werden, sofern es sich um Hartplastik in reinster Qualität, beziehungsweise Glas handelt. HDPE-Behälter gelten im Allgemeinen als sicher, da sie Bisphenol A oder andere Stoffe nicht auslagern. Beim Umfüllen ist unbedingt Glas zu bevorzugen, da Inhaltsstoffe von Plastikbehältern meist nicht bekannt sind.

Kontakt mit synthetischen Kleidern vermeiden

Bei der oberflächlichen Anwendung ist es optimal DMSO einziehen zu lassen, nachdem man es zur besseren Aufnahme einmassiert und einige Zeit abgewartet hat.

Sofern man Latex oder andere synthetische Handschuhe nutzen möchte, sollte man diese im Zweifel testen.

Es gibt zwei eindeutige und einfache Methoden, die Eignung der Handschuhe zu testen.

Zum einen kann man eine Fingerspitze des Handschuhs über Nacht in DMSO einweichen. Wenn nach 24 Stunden kein Schaden am Handschuh entstanden ist, ist der Test bestanden.

Zum anderen kann man etwas DMSO in die Innenseite des Handschuhs tropfen und selbigen für 24 Stunden einweichen lassen. Ist nach dem angegebenen Zeitpunkt kein Schaden entstanden, so ist der Test bestanden.

Auftragen mit unbedenklichen Materialien

Unbehandeltes Holz, rostfreier Stahl, Keramik oder Glas sind die Mittel der Wahl, was das Auftragen von DMSO angeht. Plastik oder irgendwelche anderen Materialien, die unter Umständen Synthetik enthalten, sind zu vermeiden.

Erst testen

DMSO kann die Haut irritieren, also sollte man es vor der ersten Anwendung auf einem kleinen Teil der Haut, zum Beispiel am Arm testen, um die eigene Sensitivität herauszufinden. Generell wird empfohlen, eine 70-prozentige Lösung auf der Haut zu testen. Bei besonderer Empfindlichkeit kann der Anteil auf 50 % DMSO in einer Flüssigkeit, einem Gel oder einer Creme gesenkt werden.

Jemand, der schnell trockene Haut hat, kann eine Mischung mit Aloe vera herstellen oder direkt beim Händler beziehen. Dies ist angeraten, da die Haut von DMSO etwas trockener wird und das Aloe-Gel automatisch rückbefeuchtet.

DMSO Anwendungshinweise: wie man DMSO oberflächlich aufträgt

DMSO-Anwendung kann mit den Händen direkt auf die Haut aufgetragen werden.

Wenn man es bevorzugt, nicht die Hände zu benutzen, kann man einen Wattebausch oder einen Pinsel benutzen.

Wenn man flüssiges DMSO anwendet, sollte man es 20 Minuten trocknen lassen, bevor man überschüssige Reste abwischt. Wendet man hingegen ein Gel oder eine Creme an, sollte man sicher sein, dass Selbiges jeweils eingezogen ist.

Hände und Anwendungsbereich gründlich säubern

Zum Waschen der Hände gehört in diesem Falle auch das Säubern unter den Fingernägeln. Rein als gute Angewohnheit und Vorsichtsmaßnahme im Umgang mit der oberflächlichen Anwendung von DMSO. Dies dient der Vorbeugung, falls sich irgendwelche schädlichen Substanzen in molekularer Größe unter den Nägeln befinden, die ansonsten durch DMSO in die Zellen eindringen könnten.

Nur solche Substanzen, die von sich aus die Haut durchdringen könnten, könnten somit schneller von DMSO transportiert werden. Bakterien und Viren sind zu groß, und somit nicht in der Lage, einzudringen. Bakterien können im Generellen in Verbindung mit DMSO nicht mehr als ein viertel Wachstum generieren.

Trockene und saubere Haut

Es ist wichtig, sich immer zu vergegenwärtigen, dass DMSO hochpotente Lösungseigenschaften besitzt und andere Substanzen entsprechend in Lösung bringen und diese transportieren kann. Man sollte also die Haut trocken wischen, bevor man Kleidung auf die Anwendungsstelle aufbringt.

Das einzig bekannte Material, welches bekanntermaßen Probleme bereitet, ist Acetat.

Es wird schnell zu einem Klumpen zusammenschrumpfen.

DMSO Dosierung

Wendet man DMSO zur Schmerzreduzierung an, trägt man es in einem größeren Radius auf die Stelle auf, wo sich der Schmerz befindet. Wenn beispielsweise das Knie schmerzt, ist es empfehlenswert, DMSO 15 cm über dem Knie, sowie 15 cm unter dem Knie aufzutragen - rund um den Schmerzherd. Schmerzt die Hand, sollte DMSO bis zur Mitte des Unterarms aufgetragen werden.

Das meiste wird die Haut innerhalb von 15 Minuten durchdringen, wobei die Poren der Haut ungefähr für eine weitere halbe Stunde offenbleiben. Es ist angeraten, jeglichen Kontakt mit chemischen oder sonstigen schädlichen Substanzen für bis zu 3 Stunden nach der Anwendung zu vermeiden.

Da wir das Wirkprinzip von DMSO immer wieder hervorheben und in verschiedenen Situationen beleuchten, sei explizit betont, dass es keinen Grund gibt, sich übermäßige Sorgen zu machen, was die außergewöhnliche Fähigkeit Poren zu öffnen und die Haut zu durchdringen, angeht.

Andere, am Markt zugelassene Produkte, wie beispielsweise Nikotinpflaster oder Pflaster zur Schmerzbehandlung mit MSM und Capsicain für Arthritis, können auch die Haut durchdringen. Mit jedem dieser Produkte sollte man einen überschüssigen Kontakt der Haut mit schädlichen Substanzen vermeiden, nachdem man ein Pflaster, beziehungsweise den Wirkstoff im Generellen aufgetragen hat.

Wenn man nun DMSO auf die Haut auftupft, dann kann dies dafür sorgen, dass es weniger Hautirritationen gibt. Trotzdem wird Einreiben dabei helfen, dass es schneller wirkt und der Effekt lang anhaltender ist.

Je nach Auswirkung auf den individuellen Schmerz kann man die Dosis nun entsprechend erhöhen, bis der Schmerz sinkt.

DMSO Behandlung

Die Häufigkeit der Anwendung hängt davon ab, wie akut die Problematik sich darstellt. Handelt es sich um etwas Chronisches, wie Arthritis oder um etwas Akutes, das nach der Ausheilung gewöhnlich nicht wiederkehrt, wie zum Beispiel ein verstauchter Knöchel.

Obwohl man generell sagen kann, dass DMSO in der Schmerztherapie seinen stärksten Effekt zeigt, wenn es bei akutem Schmerz angewandt wird, so ist ebenso Befreiung bei langfristigen Problematiken, wie Arthritis zu verzeichnen. In diesem Falle wirkt es insbesondere entzündungshemmend und senkt Autoimmunprozesse. Es schützt speziell davor, dass freie Radikale die Gelenksflüssigkeiten zerstören.

In akuten Zuständen ist es zumeist angeraten, dass man DMSO alle zwei bis sechs Stunden, unmittelbar nach Auftreten des Zustands aufträgt. Diesem Prozedere folgend, für die nächsten fünf Tage oder mehr, sollte es mindestens alle sechs Stunden aufgetragen werden. Dies ist eine sehr grobgranulare Empfehlung, die je nach individuellem Fall stark variieren kann, hier jedoch lediglich als etwaige Orientierung dienen soll.

Bei chronischen Zuständen kann man generell davon ausgehen, dass das Wirkprinzip sich ähnlich verhält, jedoch länger benötigt, bis ein spürbarer Effekt zu bemerken ist.

Man mag zwar eine unmittelbare Schmerzverbesserung wahrnehmen, es kann aber je nach Dosierung und Schweregrad des Zustands, sechs bis acht Wochen dauern, bis sich ein tiefer gehender Effekt einstellt.

Der Anwendungszeitraum, in dem die Anwendung von DMSO notwendig ist, variiert je nach Schmerzstufe. In einigen Fällen kann eine deutliche Verkürzung des Behandlungszeitraumes bewirkt werden, indem Injektionen verabreicht werden. Ein befähigter und dazu autorisierter Doktor kann DMSO intravenös verabreichen und dies mit der oberflächlichen Anwendung kombinieren. Solch geeignete Doktoren kann man unter Umständen am besten per Onlinerecherche auffinden.

Dem Körper etwas Pause geben

DMSO wird vom Körper innerhalb von 24 Stunden ausgeschieden. Trotz alledem gilt in chronischen sowie auch in akuten Fällen, dass eine Langzeitanwendung von wohldosierten Pausen begleitet werden sollte. Zum Beispiel kann man zwei Tage in

Wenn man DMSO in einer Langzeitanwendung verwendet, kann man nach einem längeren Zeitpunkt, wie beispielsweise nach sechs Monaten, einige Wochen pausieren. Ein weiterer denkbarer Wechselrhythmus wäre eine einmonatige Anwendung, alternierend mit einer einmonatigen Pause.

Dies sind Anregungen, welche mit dem betreuenden Arzt zu diskutieren sind.

Verfügbarkeit von DMSO

Dimethylsulfoxid-Produkte sind für Blasenentzündungen per Verschreibung über 20 % Anreicherung verfügbar. Bis zu 15 %, kann man es direkt beziehen.

Über den Tresen kann man es, wie erwähnt, als Lösungsmittel beziehen.

Sehr gute Recherche- und Bezugsmöglichkeiten gibt es über das Internet.

DMSO wird im Allgemeinen in einem Gel, einer Creme oder einer Flüssigkeit auf die Haut aufgetragen. Es kann oral oder als intravenöse Injektion in vielen Fällen zusammen mit anderen Medikamenten verabreicht werden. Es wurde auch subkutan, intramuskulär, intraperitoneal, intrathekal, durch Inhalation, in das Auge, auf die Schleimhäute und in die Harnblase eingebracht. Stärken und Dosierungen variieren stark.

Wenn man es nur mit Schmerzen oder einer Verletzung zu tun hat, verwendet man eine topische Anwendung. Trinken sollte man es nicht, wenn es nicht notwendig ist. Das Trinken ist für ernste Entgiftung und andere innere Notwendigkeiten.

DMSO als Flüssigkeit

Als Flüssigkeit gibt es DMSO in Flaschen oder Roll-On-Sticks. Für eine möglichst lange Haltbarkeit sollte die Flüssigkeit in einer Braunglas- oder einer HDPE-Flasche gelagert werden. Die Flasche sollte selbstverständlich gut, das heißt luftdicht verschlossen und ebenso vor Licht geschützt aufbewahrt werden.

In Gel-Form

Generell kann man DMSO in Gel einrühren. Oder es direkt zubereitet beziehen. Oftmals mit Aloe-vera-Gel gemischt.

Creme

In diesem Fall kann man auch Aloe als Basis nutzen, und zwar als Creme.

Dafür wird 1 Teil von DMSO abgemessen und 3 Teile Aloe vera-Creme hinzugefügt.

Diese beiden Komponenten können in einer Schüssel oder ähnlichem Behälter vermischt werden. Die Mischung wird nun in einen anderen Behälter für die einfache Nutzung und Lagerung gegossen. Die Lagerung findet in einem luftdichten Behälter, geschützt vor Hitze oder Sonnenlicht, statt. Der beste zu verwendende Behälter ist ein Glasbehälter mit einer dunklen Oberfläche. Dies hält das Sonnenlicht und andere Licht- oder Wärmequellen von der DMSO-Creme fern. Dieser Behälter ist an einem kühlen Ort aufzubewahren.

Nun kann die DMSO-Creme auf den betroffenen Bereich aufgetragen werden.

Eine zusätzliche Menge kann nach etwa einer Stunde der ersten Anwendung eingerieben werden. Man kann eine leichte Rötung bemerken, die normalerweise nach einiger Zeit verblasst. Das DMSO dringt nun schnell in die Haut ein, ohne Vertrocknung zu verursachen.

Temperatur

Für die DMSO–Lagerung ist eine Temperatur von 20 – 22 °C ideal, da die Flüssigkeit unterhalb von 18,5 °C gefriert und kristallisiert. Es wird dann zäh und wachsartig.

Wärmere Temperaturen sind generell nicht schädlich, bis zum Beispiel 30 °C, wobei lediglich die Haltbarkeitsdauer reduziert wird. Der Siedepunkt liegt bei circa 180 °C.

Bei Zimmertemperatur lagern

Schlussfolgerung: Hieraus lässt sich ableiten, dass es angeraten ist, DMSO bei Zimmertemperatur beziehungsweise über dem Gefrierpunkt zu lagern, sodass es bei einem notwendigen Einsatz direkt bereit zur Nutzung ist.

Für die Verwendung muss das Mittel flüssig sein. Daher muss es gegebenenfalls erwärmt werden. Dies geschieht zum Beispiel in einem warmen Wasserbad oder auf der Heizung. Durch eine Erwärmung in der Mikrowelle würde die Struktur der Substanz zerstört.

Für eine optimale Lagerung wird die Flüssigkeit in einer Flasche aufbewahrt. Diese sollte luftdicht verschlossen und vor Licht geschützt stehen. Sobald DMSO mit Luftfeuchtigkeit in Kontakt kommt, verdünnt es sich zu einer wässrigen Lösung.

Verpackungsaufdruck

Auf jeder Verpackung wird man den Hinweis finden, dass es sich um ein Lösungsmittel handelt, welches außerhalb der Reichweite von Kindern gelagert werden sollte und bei Kontakt mit den Augen sollte laut manchem Verpackungsaufdruck unverzüglich ein Arzt aufgesucht werden, wobei es eher angeraten scheint, mehrere Minuten sehr gründlich mit klarem, fließendem Wasser das halb geöffnete Augenlid zu spülen.

Es bestehen keine Fälle von speziellen Komplikationen in diesem Bereich, jedoch gilt beim Augapfel: Besser Vorsicht als Nachsicht, da es sich um ein höchst sensibles Organ handelt.

Speziell wenn man mit reinem DMSO, als unverdünnte Substanz arbeitet, ist der Stoff per Flüssigkeit oder auch Dampf reizend auf Schleimhäute und außerdem brennbar. Dämpfe oder Nebel sollten nicht unbedingt eingeatmet werden.

Unverdünnte Reinsubstanz

Unverdünntes DMSO ist aus den vorgenannten Gründen in gut schließbaren Behältern, außerhalb der Reichweite von Kindern, zu platzieren.

Auch Zündquellen und offene Flammen beziehungsweise heiße Oberflächen sind auf Distanz zu halten.

Reinheitsgrad

Der Reinheitsgrad sollte 99,9 % betragen.

Der Reinheitsgrad scheint in direkter Verbindung mit dem ausgesonderten Geruch zu stehen.

Lagerung von DMSO

Die DMSO–Lagerung wurde oben bereits beschrieben. Wässrige Lösungen mit DMSO lagert man auf dieselbe Weise. Bei Kombinationen mit anderen Stoffen gilt es, die Eigenschaften der Gesamtheit aller enthaltenen Wirkstoffe zu beachten. Einige Wirkstoffe reagieren sehr schnell miteinander und können sodann bei der Anwendung ihre gewünschte Wirkung verlieren. Dies ist beispielsweise bei DMSO und MMS der Fall.

Bei einer längerfristigen Aufbewahrung könnte die heilende Wirkung des MMS verloren gehen. Die Lagerung von wässrigen DMSO-Lösungen ist ansonsten jedoch problemlos über einen längeren Zeitraum möglich. In saubere Flaschen abgefüllt, können die unterschiedlichen Verdünnungen über eine lange Zeit verwendet werden. Hierbei ist es hilfreich, die Flaschen entsprechend mit Datum und Anreicherungs-grad beziehungsweise den jeweiligen Inhaltsstoffen zu beschriften. So hat man in jedem Fall die passende Mischung zur benötigten Anwend-ung parat.

Wässrige Verdünnungen

Zur Herstellung von Verdünnungen oder in Kombination mit an-deren Mitteln kann man bedenkenlos Glas- beziehungsweise Porzel-langefäße verwenden.

Behälter und Zubehör gehören zur Grundausstattung, wenn man selber verdünnen / mischen möchte. Vorausgesetzt, man strebt an, weitere Mischungen mit anderen Stoffen herzustellen, sollte man in der Lage sein, dies professionell umzusetzen.

Pipetten, Gläser / Messbecher, Spritzen oder Dispenser sind das not-wendige Basismaterial, damit genau die gewünschte Wassermenge, mit der Menge an DMSO beziehungsweise anderen Substanzen gemi-scht werden kann.

So kann zum Beispiel aus einem Messzylinder eine entsprechende Menge abgemessen und aufgenommen werden. Das geschieht im op-timalsten Falle per Pipette, sodass äußerste Sauberkeit gewahrt wird. Einmalpipetten aus der Apotheke, mit Millliterangaben können prob-lemlos mehrfach verwendet werden. Ebenso kann man Glaspipetten dauerhaft anwenden. Für Letztere muss man entweder noch den da-zugehörigen Gummiball mit ordern oder sich gleich eine funktionale Einheit zulegen.

Es sei angemerkt, dass sogenannte graduierte Pipetten, bis zum Boden-rand hinausreichen, wohingegen gewöhnliche Pipetten nicht den letz-ten Rest aus einer Flasche herausziehen können, es sei denn, man führt ein Manöver durch, bei dem der Behälter auf irgendeine Weise schräg gehalten wird.

Wenn man dauerhaft mit DMSO zum Eigengebrauch in größeren Mengen arbeitet oder als Heilpraktiker beruflich, empfiehlt es sich, einen Dispenser anzuschaffen, mit dem man sicher und genau die gewünschten Mengen unkompliziert abfüllen kann.

Da sich die Anschaffung eines solchen im Normalfall nicht gerade günstig gestaltet, bietet sich folgende Lösung an: Mit einem simplen Schlauch, der an einen Adapter angeklemmt wird, kann man Spritzen wie in Arztpraxen üblich, bequem und professionell aufsetzen und wieder abnehmen. Der Schlauch kann flexibel zurechtgeschnitten werden und muss nicht mehr als wenige Millimeter Durchmesser betragen, sodass er knapp den Boden berührt.

Das Schlauchende kann man nun zum Beispiel in den Flaschen- oder Kanisterkopf durchführen oder in die obere Wand einführen. Nach der Benutzung muss nun lediglich darauf geachtet werden, dass die Flasche entweder durch Schließen mit einer Kappe oder dem Aufsetzen einer Spritze luftdicht abgeschlossen wird.

Wärmeentwicklung bei der Mischung mit Wasser

Man sollte sich bewusst sein, dass bei der Mischung zwischen DMSO und Wasser eine entsprechende Energie durch die entstehende Reaktion freigesetzt wird, was sich in Form von Wärme äußert.

Es lässt sich eine Erwärmung vom jeweiligen Gefäß und der Lösung feststellen. Es besteht meist jedoch keine Notwendigkeit, bis zur Anwendung herunter zu kühlen, da die Wärme oftmals eher als angenehm empfunden wird.

9. DMSO und weitere Kombinationsmöglichkeiten

Kombination mit Schulmedizin - am Beispiel einer Krebstherapie

Klinische Anwendung und Theorie der sogenannten DMSO-Potenzierungstherapie. Die DMSO-Potenzierungstherapie nutzt DMSO, um einer Chemotherapie zu erlauben, direkt Krebszellen "anzuvisieren", indem die Membranen der Krebszellen durchlässig gemacht werden. Dies ist extrem erfolgreich, jedoch bleibt die Schulmedizin konstant ignorant gegenüber den Möglichkeiten, die DMSO in der Krebsbehandlung bietet.

Die Problematik ist hierbei wohl darin zu finden, dass weitaus weniger Chemomedikamente benutzt werden müssen. Es handelt sich um ein Zehntel der üblichen Dosis. Also auch nur ein Zehntel des Umsatzes für die Pharmaunternehmen.

In den USA hat ein Doktor in seiner Krebsklinik DMSO in der Krebsbehandlung benutzt und tatsächlich sehr geringe Mengen an Chemomedizin, in Kombination mit DMSO benutzt. Auf diese Weise konnten weitaus mehr, durch Krebs entartete Zellen, getötet werden, bei gleichzeitiger Reduzierung des Schadens für nicht entartete Zellen. Dem vorgenannten Doktor wurde die Lizenz zum Praktizieren entzogen.

Auch wenn diese Therapie standardmäßig nicht verfügbar ist, wird zwecks Aufklärung und Aufzeigen von Optionen und dem besonderen Leistungspotenzial von DMSO, hier näher darauf eingegangen.

Das Buch: "Treating Cancer with Insulin Potentiation Therapy", Ross A. Hauser, Marion A. Hauser, stellt mehr Informationen über DMSO zur Verfügung (siehe z.B. Seiten 152 - 153).

Einführung

Um ein generelles Verständnis zur Krebstherapie zu gewinnen und eine Einschätzung von DMSO als Bestandteil dieser Therapie vornehmen zu können, sei hier zunächst etwas Basiswissen diskutiert. Sogenannte Positronen-Emissions-Tomographie (PET) gehört zu den bildgebenden Untersuchungsverfahren, um Krebs zu diagnostizieren. Dem Patienten wird hierbei eine Lösung von radioaktiver Glukose verabreicht. Da Krebs mehr als 15 Mal so viel Glucose als normale Zellen konsumiert, werden die Krebszellen auch mehr als 15 Mal so viel radioaktiv markierte Glukose aufnehmen.

Das resultierende Ergebnis wird sein, dass im Ultraschall der Positronen-Emissions-Tomographie, die Krebszellen angezeigt werden.

Die klassische Schulmedizin weiß also, wie Krebszellen markiert werden können.

Eine Chemotherapie wird jedoch nicht nur auf diese markierten Zellen abzielen, sondern auch auf Gesunde. Wenn man anstelle von Glukose, DMSO verwendet, ändert sich das gesamte Spiel um wichtige Nuancen.

Wie genau kann DMSO in der Krebstherapie unterstützen

1. Das DMSO "bindet" sich chemisch mit verschiedenen Arten von Chemomedikamenten. „DMSO kann Adriamycin, Vinblastin, 5-fluorouracil (z.B. 5-Fu) und Cisplatin binden", so die Aussage der "Oregon Health Sciences Universität".

2) DMSO wird immer Krebszellen markieren, und

3) im Weiteren die Chemomedizin in die Krebszellen reinziehen, und

4) die eigentliche Chemotherapie, welche nun in der Lage ist, die eigentlichen Krebszellen anzusteuern, wird die Krebszellen töten.

Normalerweise zielt eine Chemotherapie ausschließlich auf schnell wachsende Zellen ab, also nicht explizit Krebszellen, sondern lediglich solche, die schnell wachsen. Mit dieser Art und Weise der Therapie werden erstmals lediglich Krebszellen angegriffen, womit schon sehr geringe Dosen von Chemotherapie ausreichen und wie angekündigt, ohne Nebenwirkung daherkommen.

Sich dies vor Augen führend, sei hervorgehoben, dass die meisten Patienten an den Komplikationen einer Operation, der Bestrahlung selbst oder der Chemotherapie sterben.

Auf diese Weise können Ärzte oft nicht genügend Chemotherapie verabreichen, um Krebs zu besiegen, bevor die Nebeneffekte den Patienten besiegen.

Leider ist es nicht monetär förderlich, für die Führer der Gesellschaft, sondern im Gegenteil hinderlich für deren Wahlkampf und Nebeneinnahmen, wenn die Elite der Medizinunternehmen, weniger Krankenhausaufenthalt, weniger Doktorbesuche, weniger Medizinabsatz und andere Einbußen zu verzeichnen haben. Nicht zu vergessen, die ins Exorbitante schießenden Versicherungssummen, die mit Krebs in Verbindung stehen.

Das System ist einfach darauf ausgelegt, dass Krebs als Bestandteil der heutigen Gesundheit des Menschen wohlwollend akzeptiert wird.

Ein gutes Beispiel dafür ist, dass bereits in den 40er-Jahren eine Möglichkeit zur Eliminierung von Krebs entdeckt wurde. Es handelt sich hierbei um die sogenannte Insulin-Potenzierungs-Therapie. Krebs kann tatsächlich mit Insulin behandelt werden, indem Insulin Krebszellen markiert und Chemomedizin in das Innere der Zellen führt.

In den Anfangsstadien dieser Therapieform mussten Menschen noch ins "Insulinkoma" befördert werden, damit die Therapie wirksam ausgeführt werden konnte.

Heutzutage ist dies nicht mehr nötig, trotz alledem wird auch diese Therapieform ignoriert.

In den 60er-Jahren kam dann mit DMSO ein fortgeschrittenes Produkt, was nicht nur die Zellen effektiv markiert, sondern auch die Chemie, zur Bekämpfung der Krebszellen zuverlässig an sich bindet.

Ein Farbstoff Hämatoxylin in Kombination mit DMSO, hat die Eigenschaft, spezifisch und ausschließlich Krebszellen anzusteuern, ohne andere Zellen zu markieren.

In einer entsprechenden Studie haben beide Stoffe kombiniert, extrem erfolgreich abgeschnitten. Wie auch immer wurde leider auch Chemotherapie in dieser Studie benutzt, sodass nicht ausschließlich gesagt werden kann, ob nun die Kombination von DMSO und Hämatoxylin oder von DMSO und Chemotherapie, den Erfolg hervorgerufen hat.

In jedem Falle kann gesagt werden, dass DMSO und Hämatoxylin, beide reine, ungiftige Naturstoffe sind, die von Bäumen gewonnen werden. Es handelt sich hier zweifelsfrei nicht um eine Therapie, die man im Selbstversuch ausprobieren sollte. Starke innere Blutungen können in Einzelfällen auftreten. Es geht weit über den Umfang dieses Buches hinaus, die Anwendung dieser Behandlung im Detail aufzuführen.

Der springende Punkt ist, dass die DMSO-Potenzierungs-Therapie existiert und leider bis dato keine weitere Forschung diesbezüglich stattgefunden hat. Aufklärungsarbeit, wie die im vorliegenden Buch, ist also ein großer Dienst für die Verbreitung dieses Wissens, was unglaublich vielen Menschen helfen kann. Auch der Leser kann sich also sehr einfach durch das Sprechen darüber, positiv beteiligen.

In späteren Studien wurde herausgefunden, dass DMSO ein extrem guter Verstärker von Adriamycin, Cisplatin, 5 Fluorouracil, Methotrexat und anderen ist. Für mehr Informationen über DMSO und

Chemotherapie können in dem folgenden Buch Details gefunden werden:

"The Original DMSO and Hämatoxylon Journal Article"

Eine andere Substanz, die Krebszellen markieren kann, ist Folsäure

Die Optionen im Kampf gegen Krebs werden um ein Vielfaches erweitert, indem DMSO eine Menge Substanzen in die Zellen schleusen kann. DMSO kann sogar die Blut-Hirn-Schranke spielerisch überwinden.

Andere erfolgreiche Kombinationen mit DMSO stellen Wasserstoffperoxid (siehe Donsbach), Cäsiumchlorid, MMS, MSM und andere dar. Ob man nun DMSO in einer voll dosierten Chemotherapie anwenden sollte oder nicht, bleibt an dieser Stelle leider offen, weil weitere Studien unterbunden wurden.

Generell kann gesagt werden, dass DMSO nur an einige Mittel andockt, somit also nicht jede Therapie gleich erfolgreich sein wird. Es wird von einigen Fällen berichtet, wo Patienten auf eigenes Risiko DMSO neben der Chemotherapie angewandt haben, wobei jedoch weder besondere Erfolge, noch Probleme zu verzeichnen waren.

DMSO / Cäsiumchlorid

DMSO hilft, Cäsiumchlorid in Krebszellen zu befördern, obwohl Cäsiumchlorid dazu durchaus selbst in der Lage ist. Wobei DMSO tatsächlich hilft, ist, das Cäsiumchlorid durch die Haut, in den Blutstrom zu befördern. Es ist empfohlen, die Mischung anstelle von innerlicher Anwendung, durch äußerliche Anwendung durch die Haut eindringen zu lassen.

DMSO ist besonders effektiv bei der Behandlung von Hirntumoren, da es rasch die Blut-Hirn-Schranke überwindet.

In der Fallstudie eines Hirntumorpatienten, deren Tumor auf einen der Sehnerven gedrückt hat, konnte selbiger bei Anwendung von Cäsiumchlorid und DMSO innerhalb von 15 Minuten spüren, wie die Lösung in den Tumor geflossen ist, da der Tumor an besagter Stelle, gegen einen gefühlssensitiven Nerv gedrückt hat.

Wie bekannt, ist es möglich, wenn man DMSO benutzt, dass man aufgrund von Austrocknung einen Ausschlag bekommt, was jedoch mit Aufsprühen von etwas Wasser wieder verschwinden wird.

Es wird stark angeraten, das Cäsiumchlorid und DMSO nur unter Aufsicht eines Experten, zumindest durch telefonische Begleitung, optional jedoch auch durch Klinikaufenthalt, anzuwenden.

Die klinische Anwendung stationär und dediziert als Medizin wird aktuell nicht gutgeheißen, geschweige denn unterstützt. Man muss sich immer wieder vor Augen führen, dass DMSO nicht als Medizin zugelassen ist.

DMSO / Chlorine Dioxide / MMS (DMSO / CD / MMS)

DMSO kann auch mit Chlordioxid, kolloidalem Silber, Vitamin D3, Vitamin B12 und anderen Substanzen, Mikroben abtöten.

Tatsächlich ist DMSO / CD / MMS (das heißt DMSO / Chlorine Dioxide / MMS) aktuell die beste Therapie im Kampf gegen Krebs, die zu Hause angewandt werden kann. Die Dosis von Chlordioxid kann bis zu 3 bis 5 Tropfen pro Stunde oder mehr, 12 Mal am Tag erreichen.

Worum handelt es sich bei CD und MMS

Chlordioxid (ClO2) -Therapie (CDT) in Verwendung mit MMS (Master Mineral Solution / 22,4 % Natriumchlorit-Lösung) ist eine höchst effektive biooxidative Therapie.

Dr. Theo Berger

Ist die Chlordioxid-Therapie sicher und effektiv?

Dieses Thema wird heiß diskutiert - die Auswirkungen der Chlordioxidlösung (hergestellt durch Aktivierung und Verdünnung von Master Mineral Solution / MMS) und deren Reaktionsprodukten sind komplex und machen es für alle, außer denjenigen mit einem vernünftigen Wissen der allgemeinen Chemie schwierig, Vorteile und Nachteile richtig einschätzen zu können.

Daher ist ein Großteil der Informationen, die von MMS-Anbietern bereitgestellt werden, die nur reine Händler sind, und wenig Verständnis dafür haben, nicht sehr hilfreich, dabei die Wahrheit zu erfahren. In Anbetracht der Verwirrung gibt es immer noch Meinungsverschiedenheiten, die wir hiermit versuchen, aufzuklären, damit DMSO gemeinsam mit Chlordioxid und MMS, ohne jeden Zweifel angewandt werden kann.

- externe Anwendung von MMS: MMS ist ein leistungsfähiges Instrument für den Gebrauch im Mund (zum Beispiel bei Zahnproblemen, Mundgeruch), im Gehörgang, bei Infektionen und äußerlich bei Hautproblemen

- MMS kann oral in ziemlich hohen Dosen über mehrere Tage angewendet werden.

Durch das aktivierte, verdünnte MMS, wird Chlordioxid erzeugt, welches sich aktiv an Reinigungsprozessen des Körpers von Giftstoffen, Krankheitserregern etc. beteiligt, beziehungsweise diese erst anstößt. Nach mehreren Jahren der Untersuchung dieser Mechanismen und der Sicherheit dieser Therapie und wie sie im Körper reagiert, wird dies als nützliche und wirksame Therapie für viele Gesundheitsthemen verwendet. Vorausgesetzt, es wird in angemessener Dosierung angewendet. Dabei ist äußerst wichtig, dass die Einzelheiten der Therapie eingehalten werden, um Antioxidantien zu strategischen Zeitpunkten zu ergänzen, in denen es nicht möglich ist, aktiviertes Natriumchlorit (ASC) systemisch zu verwenden.

Was ist MMS und wie wirkt es?

MMS ist nicht zu verwechseln mit MSM.

Bevor er DMSO als Träger für MMS empfahl, testete Jim Humble vor einigen Jahren MMS, gemischt mit DMSO. Er testete auch die Wirkung des Trinkens (bei Überdosierung) bis zu zwei Esslöffel DMSO zusammen mit 30 Tropfen aktivierter MMS, zweimal am Tag und mit vielen unterschiedlichen DMSO- und MMS-Dosen. Es gab keine merkbaren Probleme.

Die Vorteile von DMSO in Zusammenhang mit Krebs wurden bereits beschrieben.

Es gibt noch weitere alternative Strategien, wie Ozontherapie, Chemotherapien, Hochdruckkammern, Wärmetherapien, Kräuter, Laetrile (B17) und alkalische Backpulvertherapien, um Krebs zu stoppen und zu beseitigen. Diese alternativen "Heilmittel" zielen jedoch darauf ab, Millionen oder Milliarden von Krebszellen zu töten, wodurch viele weitere Schäden entstehen können.

Jedoch kann mit der hier beschriebenen Strategie aktiviertes MMS mit DMSO mikrobielle Bakterien schnell und sicher für Cents pro Dosis eliminieren, wo immer sie sich im Körper verstecken. Ohne dabei Milliarden von Krebszellen zu töten. Die Krebszellen können zu ihren normalen Funktionen zurückkehren, wenn Mikroben entfernt sind.

Krebs induzierende Bakterien dringen in das Innere von Körperzellen ein. Einmal im Inneren wird eine Zelle von der Mikrobe ausgetrickst, um die Verwendung von Sauerstoff als Energiequelle zu stoppen, und stattdessen beginnt sie, Zucker aus dem Blutstrom oder aus dem umgebenden Gewebe aufzunehmen. Die wilde schnelle Reproduktion von Krebszellen basiert ausschließlich auf der Verfügbarkeit von Zucker. Jede Krebszelle, die Zucker aufnimmt, initiiert schnell die Zellteilung. Schnelles Wachstum ist das Ergebnis. Tumore wachsen in vielen Fällen ohne Zurückhaltung. In manchen Fällen werden Krebszellen sogar an einem umgebenden Gewebe wildern, um Zucker zu extrahieren.

Zunächst einmal ist absolut angeraten, den Prozess zu minimieren, indem die Zuckeraufnahme gesenkt wird. Krebspatienten wird also empfohlen, die Zuckeraufnahme zu minimieren. Zu beseitigen sind vor allem hoch fructosehaltiger Maissirup und sogar jene kohlenhydrathaltigen Lebensmittel, die Zucker liefern. Auf Wiedersehen zu Schokoriegeln, Pommes frites und Kartoffelchips.

Zucker verursacht keinen Krebs, aber sobald man Krebszellen hat, werden diese vollständig und nur durch Zucker gefüttert. Per Definition sind Krebszellen anaerob, das heißt, sie haben aufgehört, Sauerstoff zu verwenden und halten sich nun mit Zucker am Leben.

Krebs würde demnach automatisch verschwinden, wenn ihm Zucker völlig verwehrt werden könnte. Aber das kann nicht erreicht werden, da so auch der Patient an "niedrigem Blutzucker" sterben würde.

Die Mitarbeiter des MMS-Instituts berichteten über Fälle, in denen Personen anrufen, die berichten, dass sie sich im Stadium Vier befunden hätten, aber niemals von ihren Ärzten aufgefordert worden waren, die Aufnahme von Zucker so weit, wie möglich zu reduzieren. Alle Ärzte kennen diese Tatsache, warum wurde der Patient nicht auf der 1. oder 2. oder 3. Etappe informiert?

Die normale Verwendung von MMS ist zweifellos eine große Abschreckung im Hinblick auf Krebs, der durch Mikroben induziert wird. Noch besser: Die ClO2-Ionen können in der Lage sein, eine etablierte Krebserkrankung zu eliminieren, indem sie die krebsverursachenden Mikroben abtöten - sogar spät, in Stadium 3 oder 4. Um dies zu erreichen, müssen die MMS-ClO2-Ionen ins Innere von Krebszellen dringen, um so die Mikrobe anzugreifen, wo immer sie vorhanden ist - innerhalb oder außerhalb der Zellwände.

Im Allgemeinen gilt: Um das Eindringen von MMS zu verbessern, empfiehlt Jim Humble, 10 Tropfen MMS auf normale Weise zu aktivieren, rühren Sie für nur 15 Sekunden und fügen Sie dann sofort ein oder zwei Teelöffel DMSO hinzu. Dann füge man etwas Wasser hinzu und reibe es auf die Haut, wo große Muskeln unter der Haut liegen.

DMSO ist ein spezielles Lösungsmittel, weil es Zellen, wie beispielsweise die Haut, auf einzigartige Weise durchdringen kann. Es dringt direkt in Körperzellen ein und fließt harmlos wieder heraus.

Bei der Verwendung von MMS mit DMSO sollten Personen mit lebensbedrohlichen Erkrankungen weiterhin MMS mit normalen Aktivierungsmethoden oral einnehmen. Zusätzlich wird jede Stunde, bei Vorhandensein eines Tumors an der Außenseite des Körpers, aktiviertes MMS auf den Tumor gesprüht.

Wenn Sie MMS per Verreibung auf der Haut aktivieren, rühren Sie die Mischung nur 15 Sekunden lang auf, fügen Sie das DMSO hinzu und reiben Sie es sofort auf eine große Fläche des Körpers. Dadurch kann bis zu 5 Mal mehr MMS durch die Haut und in den Blutkreislauf bekommen. Und natürlich kann die Verwendung eines größeren Bereiches des Körpers auch mehr MMS in den Blutkreislauf bringen.

Spezifische Empfehlungen:

1. 10 Tropfen MMS mit 50 Tropfen Zitronensaft oder 10 % Zitronensäure aktivieren und für 15 Sekunden rühren.

2. Einen Teelöffel DMSO hinzufügen und ca. 15 Sekunden lang rühren.

3. Sofort auf den Anwendungsbereich, das heißt, beispielsweise ein Bein oder einen Arm oder am Bauch einreiben. Es ist nicht schädlich, die Mischung an die Hände zu bekommen, vorausgesetzt, man wendet es auf sich selbst an. Wenn man ein brennendes Gefühl bemerkt, kann man etwa einen halben Teelöffel Wasser hinzufügen oder nach der Anwendung Olivenöl und Aloe vera auf der Haut einreiben (nicht während der Behandlung, da Öle vorübergehend die Haut und die Poren versiegeln).

Dr. Theo Berger

Tut man dies einmal alle zwei Stunden, am ersten Tag und einmal jede Stunde am zweiten und am dritten Tag und beende dann für 4 Tage, kann man die gleiche Vorgehensweise in der nächsten Woche wiederholen. Man sollte währenddessen nie aufhören, MMS oral zu sich zu nehmen.

Dieser Prozess bietet nicht nur Heilung, sondern auch Schutz vor Krebs.

Die MMS-Therapie wurde von Jim Humble, einem Metallurgen entwickelt

MMS ist eine sehr schwache (22,4 %) und sehr alkalische (pH 13) Lösung von Natriumchlorit, die zur Herstellung des im Körper zu verwendenden starken Oxidationsmittels Chlordioxidgas (ClO2) verwendet wird. In Mengen, die angemessen klein genug sind, um sicher aber höchst wirksam gegen Krankheitserreger wie Bakterien, Schimmelpilze, Pilze, Viren und andere Mikroorganismen vorzugehen, die für die meisten Krankheiten der Menschheit verantwortlich sind.

- Chlordioxid ist in der Lage, Krankheitserreger (zum Beispiel Viren, Bakterien, Pilze, Protozoen) und Toxine (einschließlich Schwermetalle, Herbizide, Pestizide) im Körper zu oxidieren und zu zerstören. Pathogene (infektiöse mikrobielle Wesen) und Toxine sind an schätzungsweise 95 % der Krankheiten und Erkrankungen beteiligt, einschließlich Entzündungen / Schmerzen, chronischer Mattheit und Problemen bei der Aufrechterhaltung eines gesunden oder normalen Blutdrucks.

- ungesunde Zellen (zum Beispiel Krebszellen) werden im Körper zerstört

- Verbesserung der Immunsystemfunktion

- Die Menge des erzeugten Chlordioxids wird durch bestimmte Reaktionsparameter gesteuert, insbesondere die Konzentration der Lösung und der pH-Wert.

So liegen zum Beispiel kommerzielle Anwendungen zur Zerstörung von Krankheitserregern zwischen 500 und 6000 ppm (parts per million), was eine Wirkkraft entfaltet, die sich im Körper als tödlich erweisen würde. Im Gegensatz dazu wird die MMS-Therapie intern mit nur 1 ppm verabreicht.

- Krankheiten, bei denen MMS wiederholt Erfolge erzielt hat, sind Malaria, Aids, Diabetes, Herpes, Autismus, Allergien, T.B., Gürtelrose, Warzen und vieles mehr. Das Chlordioxid reinigt Körperbereiche einschließlich Blut, Muskeln, Gehirn, Darm, Leber und Nerven.

Einige Anekdoten zur erfolgreichen Nutzung von MMS

Natriumchlorit wurde seit über 70 Jahren in der Alternativmedizin sicher eingesetzt - gegen Erkältungen / Grippe und als antimikrobielles Mittel. Nach einem Experiment stellte Jim Humble fest, dass, wenn Natriumchlorit mit einer sauren Lösung aktiviert wird, um Chlordioxid herzustellen, es noch effektiver gegen Mikroben ist.

". . . es überwindet Erkältungen in einer Stunde oder so, überwindet Grippe in weniger als 12 Stunden, überwindet Lungenentzündung in weniger als 12 Stunden, heilt mehr Krebs als jede andere Behandlung um Hunderte Male, heilt Hepatitis A, B und C. Es heilt Blinddarmentzündung, rheumatoide Arthritis und Hundert andere Krankheiten."

- Jim Humble, MMS-Erfinder

Chlordioxid ist ein Gas und wird typischerweise als ein in Wasser gelöstes Gas verwendet - obwohl ClO2-Gas manchmal direkt auf der Haut oder im Mund verwendet werden kann.

Chlordioxid muss am Einsatzort hergestellt werden. ClO2 kann nicht komprimiert, gelagert oder als Gas versendet werden, da es unter

Dr. Theo Berger

Druck instabil / explosiv ist. Chlordioxid gilt als explosiv in höheren Konzentrationen, die 10 % an Luft überschreiten, und seine Zündtemperatur ist etwa 130 ° C (266 ° F).

MMS wird als "stabilisiertes Chlordioxid" bezeichnet. Bezogen auf sein Potenzial, Chlordioxid zu produzieren, wenn es aktiviert wird (der Name ist eine Fehlbezeichnung, da es tatsächlich Natriumchlorit stabilisiert).

MMS, das für Chlordioxid-Therapien verwendet wird, ist NICHT "Bleichmittel" und ist NICHT chloriert. Leider werden viele Fehlinformationen diesbezüglich im Internet gestreut.

Haushaltsbleichmittel und MMS sind zwei sehr unterschiedliche Substanzen.

Wie wird MMS für eine Chlordioxid-Therapie (CDT) eingesetzt?

MMS wird mit einer Säure "aktiviert":

- Bei Verwendung einer schwachen Säure (zum Beispiel 10 % oder 50 % Zitronensäure, beziehungsweise Essigsäure) wird Chlordioxid produziert. Die MMS-Lösung besteht aus 22,4 % Natriumchlorit in destilliertem Wasser. Nach der Zugabe einer 10-prozentigen Zitronensäure zu MMS dauert es etwa 3 Minuten, um den extrem hohen pH-Wert (13) von Natriumchlorit in eine schwache Säure umzuwandeln, was den Grundstein für eine langsame und konstante Freisetzung von Chlordioxid legt.

Spezifisches Beispiel einer oralen Anwendung: Ein halbes Glas Apfel-, Trauben-, Cranberry- oder Ananassaft (ohne Zugabe von Ascorbinsäure) wird mit 6 Tropfen MMS gemischt, und unter Zugabe von einem viertel Teelöffel 10-prozentiger Säure, nach circa 6 Minuten, zu 3 mg freiem Chlordioxid. Die Lösung wird ungefähr 12 Stunden lang, rund 1 mg Chlordioxid pro Stunde im Körper freisetzen, wobei zu diesem Zeitpunkt das gesamte Chlordioxid sich verschlechtert und nichts schädlich für den Körper bleibt.

Magensäure neigt nicht dazu, den zeitverzögerten Effekt signifikant zu verändern.

Mit einem starken Säureaktivator (zum Beispiel Salzsäure) wird sofort das gesamte verfügbare Chlordioxid freigesetzt, - besonders nützlich für topische Anwendungen.

DMSO und Wasserstoffperoxid

Es wird von einem Fall berichtet, in dem eine Person einen mehrere Tage währenden Migränekopfschmerz, der von keiner Medikation Linderung erfuhr, mit DMSO und Wasserstoffperoxid im Selbstexperiment behandelt hat.

Die Information, dass DMSO einen Schlaganfall verhindern kann, wurde hierbei auf den vorliegen Umstand transferiert und aufgrund dessen angewandt, da davon ausgegangen wurde, dass bei Kopfschmerz, eine Sauerstoffunterversorgung vorliegen kann.

Ein Orangensaft mit ungefähr 10 Tropfen DMSO und einigen Tropfen von 35-prozentigem Wasserstoffperoxid wurden gemischt und verzehrt. Nach circa 20 Minuten war der Kopfschmerz vollkommen aufgelöst.

DMSO und Lugol (Jod)

Lugol, Jod und DMSO - ein paar Sprüher auf die Haut und jemand kann spielend mehrmals pro Tag ohnmächtig werden.

Wenn dies angewendet wird, fügt man zum Ausgleich Meersalz und Selen hinzu, um dies auszubalancieren. Es gilt daran zu denken, dass DMSO das Kalium ins System befördert, sodass es den Blutdruck senkt. Deswegen muss entsprechend mit Salz und Selen ausbalanciert werden, um das Jod zu regulieren. Es kann mit einer 5 % DMSO-

Lösung angewandt werden. Man schläft bei der Anwendung tief und ruhig wie ein Baby, aber es kann einen schläfrigen Effekt, auch im Wachzustand haben, wenn man einen niedrigen Salzpegel hat.

DMSO und Procain

Bei Procain handelt es sich um ein lokales Anästhetikum, sprich ein Narkosemittel. Es kann jedoch zu anderen Zwecken eingesetzt und entsprechend dosiert werden. Anfang des 20. Jahrhunderts wurde es am Markt als Novocain eingeführt, da Alfred Einhorn die Nutzung von Cocain substituieren wollte. Die Brüder Hunneke entdeckten durch eine glückliche Fügung des Schicksals, dass sehr tiefgehende therapeutische Eigenschaften für Procain bestehen. Dies gilt insbesondere für die sogenannte Störfeldtherapie, bei welcher Procain-Verdünnungen auf das entsprechende Störfeld, wie nicht sauber verheilte Narben, als Folge von Operationen oder Unfällen, den Stoffwechsel im Gewebe stören.

Auch entzündete Nebenhöhlen können als solche Störfelder betrachtet werden und bewegen sich im Handlungsspielraum von Procain.

Die Anwendung mit DMSO bietet sich sehr gut an. In Untersuchungen wurde aufgezeigt, dass Procain die Reizleitung von Nerven unterbricht. Dies führt im Falle von Schmerzen dazu, dass die Schmerzsignale nicht weiter fortgeleitet werden und eine gefühlte "Betäubung" eintritt. Die Nervenfunktion kann somit neu justiert werden, beziehungsweise sich erholen.

Es lässt sich weiter ergänzen, das Procain spasmolytisch, also krampflösend wirkt, dort wo die glatte Muskulatur vorzufinden ist. Das ist zum Beispiel im Magen-Darm-Bereich der Fall, in Blutbahnen, sowie auch in den Harn- und Gallenwegen.

Durch eine sympathikolytische Wirkung kann die Durchblutung zeitweise in Armen und Beinen erhöht werden.

Eine antihistaminische Wirkung, also antiallergisch, ist ebenso vorzufinden, wie eine antiarrhythmische Wirkung, was bei Herzrhythmusstörungen harmonisierend wirkt.

Procain ist somit in einer herausragenden Stellung gegenüber anderen Lokalanästhetika, da es insbesondere gefäßerweiternd und somit durchblutungssteigernd wirkt (auch in den feineren Kapillaren) und entzündungshemmend, antioxidativ und Sauerstoff sparend wirkt.

Eine weitere bemerkenswerte Funktion von Procain ist, dass es eine bestimmte Enzymgruppe hemmen kann, die Monoaminooxidase, wodurch unter anderem Serotonin und Dopamin abgebaut werden, was sich auf die psychogene Symptomatik auswirken kann.

Abschließend ist bei der Wirkungsbetrachtung von Procain zu benennen, dass es sich speziell im Einsatz bei Schmerzbehandlung und Nerventherapie anbietet.

Was man als absoluten und einzigen schwerwiegenden Nachteil bezeichnen muss, ist die langsame Verteilungsbereitschaft im Gewebe. Dies macht es zum Mittel sekundärer Wahl für die meisten Mediziner.

Das ist der Punkt, wo sich die Kombination mit DMSO, als perfekten Partner, geradezu aufdrängt.

DMSO und Strahlenschäden (zum Beispiel durch Radioaktivität oder Röntgen)

Aufgrund der nuklearen Alarmierung durch alte Atomkraftwerke und ein Überhandnehmen von Atomwaffen auf der Welt kann davon ausgegangen werden, dass über kurz oder lang mit erhöhter radioaktiver Strahlung zu rechnen ist.

Zunächst etwas Hintergrundwissen

Strahlung erzeugt freie Radikale ("entzündliche Moleküle"), die Zellen schädigen, die Gewebe wie Organe, Drüsen, Muskeln und

Knochen bilden. Abgesehen davon, dass sie die Zellen schneller altern lassen, werden sie auch verzerrt oder mutieren und verursachen Krebs wie Leukämie, Anämie, Geburtsfehler und andere Krankheiten.

Schwefel hat eine lange Geschichte der Verwendung als Gegenmittel für die akute Exposition gegenüber radioaktivem Material. DMSO ist die klassische Schwefelverbindung. Eine japanische Studie zeigte, dass selbst geringe Konzentrationen von DMSO durch die Erleichterung der Reparatur von DNA-Doppelstrangbrüchen radioschützende Effekte hatten, die Schutz vor Strahlenschäden auf allen zellulären Ebenen im gesamten Körper bieten.

Denken Sie daran, dass die Entgiftung Ihres Körpers und die Gesamtmenge der Antioxidantien zu erhöhen, ein Schlüssel zum Überleben in diesen stressigen Zeiten ist.

Auf einer Entgiftungsdiät zu sein ist entscheidend, um Gesundheit in einer giftigen Umwelt wiederzuerlangen. Unsere umfangreiche Erfahrung und Forschung zeigt, dass diejenigen, die kein Getreide / Low Carb (kein Gluten) in ihrer Ernährung umsetzen, viel bessere Gesundheit und Wohlbefinden aufzeigen.

Weitere Informationen zum Schutz vor radioaktiver Strahlung findet man durch Jod. Es ist jedoch Vorsicht geboten bei der Dosierung, um nicht die Schilddrüse zu gefährden.

Jodbehandlungen für Strahlenbelastung

Lugol, Jod und DMSO - ein paar Sprüher auf die Haut und jemand kann spielend mehrmals pro Tag ohnmächtig werden.

Wenn dies angewendet wird, fügt man zum Ausgleich Meersalz und Selen hinzu, um dies auszubalancieren. Es gilt daran zu denken, dass DMSO das Kalium ins System befördert, sodass es den Blutdruck senkt. Deswegen muss entsprechend mit Salz und Selen ausbalanciert werden, um das Jod zu regulieren. Es kann mit einer 5 % DMSO-

Lösung angewandt werden. Man schläft bei der Anwendung tief und ruhig wie ein Baby, aber es kann einen schläfrigen Effekt, auch im Wachzustand haben, wenn man einen niedrigen Salzpegel hat.

DMSO und MSM

DMSO wird im Körper in MSM umgewandelt und umgekehrt. DMSO ist

Dimethylsulfoxid und MSM ist DMSO minus O, Sauerstoff (DMS). Das MSM nimmt

Sauerstoff im Körper auf, dort, wo es genug davon gibt (wie in der Lunge).

Das MSM wird in DMSO umgewandelt und der Sauerstoff wird dann durch

den Körper (durch Zellmembranen hindurch) zu Orten, wo ein

Sauerstoffmangel besteht, transportiert. Es ist in der Tat ein sekundäres Sauerstofftransportsystem.

DMSO und MSM, sofern zusammen genutzt, haben sich als erfolgreich darin bewiesen, Krebszellen wieder in normale Zellen zu wandeln. Der einzige Weg, wie das erfolgen kann, ist, wenn diese Kombination Mikroben in der Krebszelle abtötet und den anerobischen Stoffwechsel der Zelle vollkommen umkehrt.

Leider gibt es nun aufgrund des historischen und gesetzlichen Kontexts, in dem wir uns bewegen, keine Studien und somit wenig Erfahrungswerte zu Dosierung und Resultaten dieser Kombinationstheorie.

Wir befinden uns also in einer Experimentierphase. Nicht, weil es unsicher oder giftig in der Anwendung ist, sondern weil es am Anwender selbst liegt, Erfahrungswerte und Wissenstransfer entweder durch eigene Versuche aufzubauen und mit anderen zu teilen, sodass in der Zukunft eine Vorlage zur Anwendung in der Krebstherapie entsteht.

Es ist auch nicht bekannt, ob MSM dem DMSO tatsächlich dabei hilft, die kranken Zellen wieder in normale Zellen zu verwandeln, da DMSO selbst schon gezeigt hat, dass es in der Lage ist, Krebszellen wieder in normale Zellen umzuwandeln.

DMSO und Magnesiumöl

Magnesiumöl ist eine konzentrierte und nahezu gesättigte Lösung von Magnesiumchlorid in Wasser. Es wird "Öl" genannt, wegen des glatten öligen Gefühls, wenn es auf die Haut gerieben wird. Gewöhnlich wird Magnesiumchlorid aus Meerwasser entweder direkt durch Verdampfung aus dem Toten Meer oder aus alten unterirdischen Reservoiren (zum Beispiel "Zechstein") gewonnen. Magnesiumchlorid aus Meerwasser wird in den meisten Ländern als Lebensmittel eingestuft.

Magnesiumöl wird gut durch die Haut absorbiert, um angespannte Muskeln zu entspannen und Rückenprobleme und arthritische Gelenke zu verbessern. Für die orale Aufnahme sollte es gut verdünnt sein, wohingegen für die oberflächliche Anwendung konzentriertes Magnesiumöl als Packung oder durch Einreiben verwendet werden kann.

Ein Teelöffel oder 5 ml Magnesiumöl enthalten etwa 600 mg Magnesium. Dies ist die gleiche Menge an Magnesium, wie in einem gerundeten Teelöffel von getrockneten Magnesiumchloridflocken. Es hat einen bittersalzigen Geschmack und einen mild abführenden Effekt.

Um die Gesundheit zu verbessern oder aufrechtzuerhalten, können bis zu 600 mg Magnesium täglich in geteilten Dosen zu den Mahlzeiten, gut in einem Getränk oder gemischt mit Lebensmitteln verwendet werden. Bei erhöhtem Blutdruck, Verkalkungen und anderen Symptomen eines Magnesiummangels kann man zusätzlich zu einer äußerlichen Anwendung von Magnesiumöl, zum Beispiel gegen Arthritis oder Muskelentspannung 600 mg oral einnehmen. Bei niedrigem Blutdruck können täglich ca. 300 mg Magnesium zusätzlich zu etwas Kalzium verwendet werden. Als Kalziumquelle kann selbst gemachtes Eierschalenpulver in Zitrussaft oder Essig aufgelöst werden. Tatsächliche Mengen sind nicht unbedingt wichtig, da der Körper nur so viel absorbiert, wie er benötigt.

Personen mit sehr empfindlichen Geschmacksknospen können Magnesiumöl in winzigen Mengen, mit stark gewürzten Nahrungsmitteln mischen, oral einnehmen und die Dosen sehr langsam erhöhen. Man kann einen Tropfen zu einem Getränk hinzufügen oder mit einer Mahlzeit vermischen. Wenn das verträglich ist, fügt man das nächste Mal zwei Tropfen und dann drei hinzu, bis es unangenehm schmeckt. Vorübergehend kann man runterdosieren, aber nach ein bis zwei Wochen wieder weitere Tropfen hinzufügen, bis die gewünschte Aufnahme erreicht wurde.

Während es für einige Bedingungen hilfreich sein kann, eine größere Menge verdünntes Magnesiumöl zu nehmen und es mit einem Getränk zu mischen, muss man vorsichtig sein, da dies den Magen stören kann. Für den täglichen Gebrauch empfiehlt sich, es in kleinen Dosen zu Essen und Trinken hinzuzufügen, sodass Magnesium in solchen Mengen vorhanden ist, die normalerweise in Wasser und Nahrung mit einem hohen Mineralgehalt vorhanden wären. Dies entspricht einer Obergrenze von 200 mg oder einem Drittel eines Teelöffel Magnesiumöl pro Mahlzeit. Es sollte definitiv nicht unangenehm schmecken, und in den meisten Fällen ist die tatsächliche Menge jeden Tag nicht so wichtig.

Magnesiumöl kann auch als eine Packung über Tumore und infizierten, entzündeten, schmerzhaften, steifen oder verkalkten Gelenken, Muskeln, Adhäsionen oder Narbengewebe verwendet werden. Über entzündete Bereiche wird es am besten kalt angewendet, jedoch direkt auf steife Gelenke, Verwachsungen oder schmerzende Muskeln angewendet, ist es effektiver, wenn es heiß verwendet wird. Eine Magnesiumölpackung kann mit einer Wärmflasche für ein bis zwei Stunden warmgehalten werden oder man kann konzentriertes Magnesiumöl auf die betroffene Stelle auftragen und mit einer Infrarotlampe bestrahlen.

Anstatt es konzentriert oder heiß zu verwenden, kann die Magnesiumaufnahme durch die Haut, per Vermischen mit DMSO, stark erhöht werden. Man kann gleiche Teile Magnesiumöl und 70 % DMSO mischen, um es auf Problembereiche aufzutragen. Zur Behandlung größerer Hautpartien kann man beide auch in einer mehr verdünnten Form verwenden.

Auch hier gilt, dass man kein industrielles DMSO, sondern pharmazeutische beziehungsweise Lebensmittelqualität anwenden sollte. Glasflaschen sind vorzuziehen, aber HDPE-Behälter gelten im Allgemeinen auch als sicher, da sie Bisphenol A oder andere Stoffe nicht auslagern.

Es ist auch gut, eine schwache Lösung von Magnesiumöl in einer Rückenmassage und überall im Körper zu verwenden, um angespannte Muskeln vollkommen zu entspannen und sogar die alternde Haut zu verjüngen. Für empfindliche Haut immer in verdünnter Form verwenden. Wenn auf die Haut in konzentrierter Form gerieben wird, wie bei arthritischen Gelenken, gilt es, Kleidung mit einer Baumwolldecke zu schützen.

Für allgemeine Entspannung sowie für Rückenschmerzen und Arthritis oder Muskelschmerzen und Steifheit können auch Magnesiumöl oder Magnesiumchloridflocken in ein heißes Bad gegeben werden. Besonders entspannend ist ein heißes Fußbad vor dem Schlafengehen. Das Fußbad kann ziemlich konzentriert gemacht werden und die Lösung für den späteren Gebrauch wieder erwärmt werden.

Vitamin B12 und DMSO

Einer der wichtigsten Nährstoffe, die wir aus tierischer Nahrung erhalten, ist Vitamin B12.

Besonders Vegetarier, die nicht ausreichend Milch beziehungsweise Milchprodukte zu sich führen und keine weiteren B12-Quellen kennen, haben starke Vitamin-B12-Defizite.

Das Vitamin ist auch das größte bekannte Biomolekül und der einzige Nährstoff mit einer stabilen Kohlenstoffmetallbindung. Isoliertes B12 ist eine kristalline Verbindung mit einer leuchtend roten Farbe aufgrund des Vorhandenseins von Kobalt. Ein Arzt hat auf B12 Bezug genommen, als "jene rötlichen Tropfen, die traurige Herzen entfachen und schwache Herzen stärken".

Vitamin B12 wirkt in vielen Körperprozessen mit Folsäure, einschließlich der Synthese von DNA, roten Blutkörperchen und der sogenannten Myelinscheide, die die Nervenzellen umgibt und die Übertragung von Signalen im Nervensystem erleichtert.

Schwere Erschöpfung manifestiert sich als perniziöse Anämie, die bis zur Entdeckung von B12 in der Leber immer tödlich verlaufen ist. Aber lange jedoch, bevor die Anämie einsetzt, können sich andere Zustände manifestieren, meistens neurologische Probleme (Taubheitsgefühl, Nagelspurengefühl, brennendes Gefühl in den Füßen, Zittern, Muskelermüdung, Schlafstörungen, Gedächtnisverlust, irrationale Wut, geistige Funktionsstörung und Alzheimer) oder psychische Zustände (Demenz, Depression, Psychose und Zwangsverhalten). Präsident Kennedy wurde zitiert, dass er gesagt hätte, er wäre niemals Präsident ohne Injektionen von B12 geworden.

Absorption von Vitamin B12 mit DMSO

Die Aufnahme von Vitamin B12 ist ein komplexer Prozess, der an mehreren Stellen Probleme aufwirft.

Dr. Theo Berger

B12 aus tierischen Quellen kommt in den Magen und muss zunächst durch Pepsin und Salzsäure freigesetzt werden. Freies B12 bindet dann an R-Protein, das aus den Speichel- und Belegzellen (den gleichen Zellen, die Salzsäure freisetzen) freigesetzt wird. Um effizient aufgenommen zu werden, muss sich B12 an ein Protein anhängen, das als intrinsischer Faktor bezeichnet wird. Dies kann erst geschehen, wenn die R-Proteinkomplexe durch Pankreasenzyme im Dünndarm abgebaut werden. B12 bindet sich dann an den intrinsischen Faktor und gelangt durch den Darm in den unteren Teil des Dünndarms, wo der intrinsische Faktor-B12-Komplex an Zellrezeptoren bindet, ein Prozess, der Kalzium einbezieht.

Somit können Defekte in Pepsin, Salzsäure, R-Protein, Pankreasenzymen, intrinsischen Faktor, Kalzium- und Zellrezeptoren alle zu einer B12-Defizienz durch blockierte Absorption führen. Einmal im Blutkreislauf binden Transportproteine an B12 und liefern es an die Zellen. Innerhalb der Zellen setzen Enzyme B12 aus dem Proteinkomplex frei und wandeln es in seine beiden Coenzymformen Methylcobalamin und Adenosylcobalamin um.

Ein Mangel an den erforderlichen Enzymen kann diese Umwandlung blockieren.

Da der Absorptionsprozess so kompliziert ist und daher verschiedenen Bedingungen unterliegt, können viele Menschen, insbesondere ältere Menschen, Defizite entwickeln, obwohl sie reichlich B12 in ihrer Nahrung einnehmen. Glücklicherweise absorbiert der Körper etwa 1 – 5 % des freien B12 durch einen Prozess der passiven Diffusion. Somit kann die Supplementierung mit großen Dosen von kristallinem B12 oder mit sehr reichhaltigen Nahrungsmitteln, erfolgreich Mängel durch eine kompromittierte Proteinverdauung oder Mangel an R-Protein, intrinsischem Faktor oder Pankreasenzymen behandeln.

Eine Supplementierung mit den Coenzymformen Methylcobalamin und Adenosylcobalamin (die in den Zellen vorkommenden Formen) kann den B12-Mangel in den Zellen überwinden, der durch Mangel an oder Fehlfunktion von Konversionsenzymen verursacht wird.

Dies kann umgangen werden, indem man DMSO mit Vitamin B12 zusammen auf der Haut aufträgt und verreibt.

Selbstversuch mit Vitamin B12 und DMSO oral

Dr. David Gregg beschreibt, wie er ein Experiment an sich selbst durchführte, indem er Vitamin B12 in DMSO löste, um es direkt zu seinem Blutstrom durch die Haut zu führen. Der Versuch hatte drastische Ergebnisse, weitaus größer als jede Auswirkung, die er jemals von oralen Tabletten gefühlt hatte.

Dazu wurden einige Vitamin B12-Tabletten in einem Bioladen in eine Flasche mit DMSO per Pipette eingefüllt. Es dauerte ein paar Tage, bis die Tabletten auseinanderfielen. Sobald sie es taten, wurde eine Pipette auf einen Arm geträufelt und eingerieben. In ungefähr einer Stunde begann ein sehr gutes, energetisches Gefühl allgemeiner Stärke und Wohlbefindens, welches den gesamten Tag andauerte. Bei Wiederholung am nächsten Tag trat keine Wiederholung eines solchen Gefühls ein. Es traten auch keine schlechten Effekte oder Nebenwirkungen ein. Da ihm bekannt war, dass ungefähr ein Monat B12-Bedarf in der Leber lag, dachte er, dass sein System komplett mit Vitamin B12 versorgt wurde und dass er es somit einen Monat lang nicht mehr brauchen würde.

Als es nach einem Monat erneut eingenommen wurde, trat wieder ein deutlicher Energieschub auf. Seitdem hat er es weiterhin einmal pro Monat benutzt und versucht, dieses Wissen über die Anwendung von DMSO und Vitamin B12 mit anderen zu teilen.

Dies erleichtert die Anwendung gegenüber dem Spritzen und der Gabe bei Kindern enorm.

Dr. Theo Berger

DMSO und Vitamin B17

Aprikosen, Pfirsichen, Nektarinen und Pflaumen enthalten einen Kern, reich an einer Substanz namens Amygdalin. Amygdalin wurde 1802 von dem Chemiker Bohn während der Destillation des Wassers von Bittermandeln entdeckt. Später wurden die Anti-Tumor-Eigenschaften von Dr. Ernesto Contreras aus dem Krankenhaus Oasis of Hope in Mexiko und vielen anderen Ärzten auf der ganzen Welt untersucht. Sie zeigten, dass Amygdalin Cyanwasserstoff freisetzt, eine toxische Chemikalie, die Krebszellen abtötet und normale Zellen verschont. Der Wirkungsmechanismus wurde von Dr. Contreras beschrieben:

Krebszellen und nur Krebszellen enthalten ein Enzym namens Glucosidase. Dieses Enzym erleichtert die chemische Reaktion, die das Laetril in einen für Krebszellen toxischen Cyanwasserstoff umwandelt. Normale Zellen enthalten dieses Enzym nicht und daher kann Cyanid nicht in normalen Zellen gebildet werden. Die Verwendung von Laetril erfordert die Verwendung von Enzymen, um die perizelluläre Beschichtung von Krebszellen zu brechen. Die Therapie erfordert gleichzeitiges Essen von Aprikosenkernen.

Um die Effektivität deutlich zu erhöhen, ist in der Krebsbehandlung mit Laetril, wie Amygdalin auch genannt wird, angeraten, Laetrile während der ersten 21 Tage intravenös zu injizierten. Gefolgt von einer oralen Verabreichung für die nächsten 3 Monate.

DMSO wird normalerweise zur Infusion gegeben, um ein besseres Eindringen in das Gewebe zu erreichen. Zusätzlich zu der intravenösen Verabreichung von B17 werden hohe Dosen von Pankreasenzymen, Vitamin C, E, A und Haiknorpel oral eingenommen, um die Zellmembran der Krebszelle abzubauen.

DMSO und Schwarzkümmelöl

Das Öl von Schwarzkümmelsamen (nigella sativa), kann sehr effektiv in gemeinsamer Anwendung mit DMSO wirken. Für Gelenkschmerz können zwei Teile DMSO und ein Teil des Öls von den Samen des Schwarzkümmels gemischt werden. Das Ergebnis ist fast unmittelbare Schmerzbefreiung.

DMSO und Hämatoxylin

Es handelt sich bei Hämatoxylin, welches schon im Abschnitt über Krebs, einführende Beachtung fand, um einen Stoff, der aus Blauholz extrahiert wird. Er ist farblos und oxidiert unter Luft oder unter Anwendung entsprechender Mittel, zu Hämatein. Hämatein ist ein roter Farbstoff. Seit circa 150 Jahren werden diese Stoffe angewendet, um Gewebeproben für Mikroskoparbeiten anzufärben. Hämatoxylin ist ein Pflanzenfarbstoff, der adstringierend wirkt und wie viele andere adstringierende Mittel, auch entzündungshemmend.

Seiner molekularen Struktur nach ist Hämatoxylin dazu geneigt, sich an saure Zellen anzudocken, was es zu einem optimalen Marker selbiger macht. Das weiter oben bereits erwähnte Buch von Dr. Walker geht hierzu ins Detail. Hierin wird ein Manager eines großen Ölkonzerns beschrieben, und wie sein fortgeschrittener Dickdarmkrebs behandelt wurde. Der Patient hatte Blutungen aus dem Darm festgestellt. Er weigerte sich eine Chemotherapie durchzuführen, und ließ Dr. Walker entsprechend mit Hämatoxylin und DMSO therapieren. Nach 1,5 Jahren war derselbe Mensch geheilt.

Es sollte auch erwähnt werden, dass nicht alle Arten von Krebs gleich gut auf diese Therapie ansprechen. Dr. Tucker, der viele Forschungsergebnisse veröffentlichte, hat es leider aufgrund von Befürchtungen um seine Karriere als Arzt, aufgegeben, weitere Energie in diese Forschungsarbeit zu investieren.

Die eigentliche Wirkweise des Hämatoxylins gestaltet sich wie folgt: Die Neigung von Hämatoxylin, hin zum Krebsgewebe, ist so stark, dass keine anderen, gesunden Gewebe oder Organe markiert werden. Im Weiteren ist zu sagen, dass das Plasma zwischen den Zellen zerstört wird. Somit ist die Versorgung der Krebszellen nicht mehr gegeben und das umgebende Gewebe stirbt ab. DMSO spielt hier wieder die entscheidende Rolle des Schleppers, der das Hämatoxylin erst dahin bringt, wo es dann wirkt.

Tucker, der von vielen zeitgenössischen Kollegen verspottet und als Quacksalber abgetan wurde, hatte viele Erfolgserlebnisse, wovon unter anderem von dem Dreijährigen berichtet werden kann, der ein Endotheliom, einen stark fortgeschrittenen Krebs der Innenwände von Lymph- und Blutgefäßen aufzeigte. Da die Therapie für den Jungen nicht von den Eltern getragen werden konnte, nahm er ihn in kostenlose Behandlung. Andere behandelnde Ärzte verweigerten dem Jungen alle weitere Hilfe, da dieser sich unter der Behandlung des als vermeintlichen Quacksalber gebrandmarkten, Tucker befand.

Der Junge erhielt vor dem Essen am Morgen 5 Tropfen einer entsprechenden Hämatoxylin-DMSO Lösung in destilliertem Wasser.

Generelle Vorschläge für die Dosierung und Anwendung der Mischung gestalten sich wie folgt: 25 Gramm Hämatoxylin sind mit 75 Milliliter DMSO zu lösen. Diese Mischung wird gerührt, bis keine Feststoffe mehr am Boden vorzufinden sind. Unmittelbar nach dem Ansetzen, kann man diese Lösung nun anwenden.

Hämatoxylin kann man im Laborfachhandel oder im Zusammenhang mit mikroskopischer Arbeit beziehen. Es ist wichtig, hierbei ausschließlich die Reinsubstanz in seiner Pulverform zu kaufen und keine Fertiglösung zu erwerben.

Injektionen, beziehungsweise Infusionen und orale Einnahme sind ebenso möglich, wie eine Inhalation im Falle von Lungenkrebs. Hierbei werden 2 ml Salzlösung (NaCl) mit 4 Tropfen DMSO-Hämatoxylin gemischt und 2 Mal am Tag für 10 Minuten eingeatmet.

Äußerliche Anwendung ist bei Hautkrebs angeraten. Dafür wird eine geringe Menge der Lösung aus Hämatoxylin-DMSO auf die gleiche Weise und im gleichen Mengenverhältnis gemischt.

DMSO und andere beispielhafte Mittel

Neemöl, ätherische Öle im Allgemeinen, sowie Selen können auch mit DMSO kombiniert werden. Kokosöl und Sheabutter stellen wertvolle Trägersubstanzen dar.

10. Sonstige vielseitige Anwendungsgebiete

Darüber hinaus ist DMSO nicht nur in der pharmazeutischen Industrie, sowie bei bestimmten Medikamenten im Einsatz.

DMSO selbst hat tatsächlich nicht nur die bekannten, entzündungshemmenden analgetischen, harntreibenden, sedativen, sowie andere Effekte, die es zu einem "Allheilmittel" für viele Leidende machen, zum Beispiel als aktiver Bestandteil von Schmerzmitteln, die zu Medikamenten hinzugefügt werden.

Rein chemisch beschrieben ist Dimethylsulfoxid (DMSO) eine schwefelhaltige organische Verbindung, farblos, geruchlos, transparent und flüssig (bei Raumtemperatur).

Brennbar mit einer Feuchtigkeitsaufnahme, sowohl hochpolar als auch hoch siedend,

thermisch stabil, kann in Ethanol, Propanol, Benzol und Chloroform usw. gelöst werden. Bekannt als das "universelle Lösungsmittel".

DMSO wird daher häufig als Lösungsmittel und Reagenzmittel verwendet, insbesondere zur Verarbeitung von Acrylnitril-Polymerisationslösungsmittel für die Polyurethansynthese und für Polyamid-, Polyimid- und Polysulfonharz-Lösungsmittel und Aromaten, Butadien-

Extraktionslösungsmittel und synthetische Chlorfluorkohlenstoff-Lösungsmittel Anilin.

Weitere Anwendungen:

1. Ölverarbeitung

DMSO ist etabliert in der aromatischen Extraktion als Extraktionslösungsmittel.

Vorteile sind:

(1) hohe Selektivität für Aromen

(2) bei Raumtemperatur Begrenzung der Mischbarkeit für Aromen

(3) die Extraktionstemperatur ist niedrig

(4) keine Korrosion, ungiftig

(5) Extraktionsprozess ist einfach, weniger Ausrüstung notwendig, somit Energieeinsparung

(6) Lösungsmittelrückgewinnung

DMSO wird außerdem für Lebensmittelwachs, Mineralölraffination und Krebserkennungsobjekte eingesetzt.

DMSO-lösliches Acetylen wird beispielsweise in Höhe von 33 Litern pro Liter DMSO genutzt, um das Acetylen zu lösen. DMSO kann für die Gasproduktion benutzt werden. DMSO von organischem Schwefel wird üblicherweise in Schmieröl beziehungsweise von Dieselölraffinerien zur Gasproduktion verwendet.

Im Weiteren eignet sich DMSO für Benzin, Flugzeugtreibstoff als Frostschutzmittel, ebenso wie für Autos.

1. Kryoprotektoren - Frostschutzmittel

Ein Kryoprotektor ist eine Substanz, die verwendet wird, um biologisches Gewebe vor Frostschäden (d. h. aufgrund von Eisbildung) zu schützen. Arktische und antarktische Insekten, Fische und Amphibien bilden Kryoprotektiva (Frostschutzmittel und Frostschutzproteine) in ihrem Körper, um Frostschäden in kalten Wintermonaten zu minimieren. Kryoprotektoren werden auch verwendet, um lebende Materialien im Studium der Biologie zu bewahren und Nahrungsmittelprodukte zu konservieren.

Dr. Theo Berger

Kryoprotektoren wirken durch Erhöhung der Konzentration von gelösten Stoffen in Zellen

Kryoprotektoren arbeiten durch Erhöhen der Konzentration von gelösten Stoffen in Zellen. Um jedoch biologisch lebensfähig zu sein, müssen sie leicht eindringen und dürfen nicht toxisch für Zellen sein.

Einige Kryoprotektoren wirken durch Senkung der Glasübergangstemperatur einer Lösung oder eines Materials. Auf diese Weise verhindert das Kryoschutzmittel das tatsächliche Einfrieren und die Lösung behält eine gewisse Flexibilität in einer glasigen Phase bei. Viele Kryoprotektoren funktionieren auch durch Bilden von Wasserstoffbindungen mit biologischen Molekülen, wenn Wassermoleküle verdrängt werden. Die Wasserstoffbindung in wässrigen Lösungen ist wichtig für die richtige Protein- und DNA-Funktion. Da das Kryoprotektormittel die Wassermoleküle ersetzt, behält das biologische Material somit seine ursprüngliche physiologische Struktur und Funktion bei, obwohl es nicht mehr in eine wässrige Umgebung eingetaucht ist. Diese Konservierungsstrategie wird am häufigsten bei Anhydrobiose verwendet.

Mischungen von Kryoprotektoren weisen eine geringere Toxizität auf und sind wirksamer als Einzelkryoprotektoren. Ein Gemisch aus Formamid mit DMSO (Dimethylsulfoxid), Propylenglykol und einem Kolloid war jahrelang das wirksamste aller künstlich erzeugten Kryoprotektoren. Kryoprotektormischungen werden für die Verglasung (d. h. Verfestigung ohne Kristalleisbildung) verwendet.

DMSO als Lösungsmittel bei Heizöl

Nützlich ist es generell bei der Herstellung von Heizöladditiven als Lösungsmittel, die die Reaktionen von Eisenchlorid und Natrium beschleunigen und somit die Ausbeute allgemein verbessern.

2. Synthetische Fasern

Bei der Anwendung von DMSO in der Herstellung von Acrylfaser ist vor allem die Toyo Rayon Co., Ltd Patentanmeldung zu benennen. Die Polymerisation von Acrylnitril wird durch DMSO im Wasserbad eingesetzt, um weiche, leicht zu färbende Wolle herzustellen.

Der Vorteil besteht in einer enormen Prozessvereinfachung, hoher Löslichkeit, Lösungsmittel mit hohem Siedepunkt, wobei keine Toxine entstehen. Neuerdings wird bei der Herstellung von Kohlefasern mit Polypropylen auch unter Nitrilanwendungen gearbeitet.

3. Pharmazeutische Produktion

DMSO als Reaktionslösungsmittel findet Anwendung bei der Synthese vieler pharmazeutischer Zwischenprodukte, wie zum Beispiel: Verwendung von Kaliumfluorid und 3,4-Dichlor-Nitrobenzol in DMSO bei der Reaktion von Anilin-FCKWs, die weit verbreitet in der Produktion von Trifluormethyl Nitrotoluol Norfloxacin, Ofloxacin und anderen fluorhaltigen Mitteln sind.

Indien produziert eines der wichtigsten fluorhaltigen Medikamente. DMSO wird in der Synthese von Berberin, Niacin, Inositol, Saccharose-Fettsäureester und pflanzlichen Extrakten eingesetzt, um mehr Produktionsertrag zu erreichen.

4. Schädlingsbekämpfungsmittel / landwirtschaftliches Düngemittel:

DMSO ist ein Schädlingsbekämpfungsmittel und landwirtschaftliches Düngemittellösungsmittel. Berichten zufolge kann DMSO in Kombination mit Antibiotika, Fruchtfäule auflösen. DMSO kann in Pestiziden gelöst werden. Zur Sojablütezeit gesprüht, wurde eine Zunahme von 10 % bis 15 % Produktion beobachtet. Düngerlösungen von 5 % DMSO werden erfolgreich angewendet.

DMSO sollte unbedingt Gegenstand zukünftiger Forschung sein, da erste Testreihen bereits ergeben haben, das DMSO aufgrund seiner Eigenschaften der Permeabilität in der Lage ist, Stoffe in den Kreislauf von Blättern, Wurzeln oder Früchten, zu befördern.

5. Beschichtungen

DMSO wird als Lösungsmittel, Frostschutzmittel und zur Lösung von Farbe in Wasser genutzt. DMSO besitzt die Eigenschaft der Lipidlöslichkeit von verschiedenen Mitteln, die in einigen Farben als Lösungsvermittler benutzt wird.

Üblich ist auch der Einsatz in Abbeizern. DMSO wird einfach zur Basis hinzugefügt, und hilft so alle möglichen Mittel zu lösen, einschließlich Epoxidharzen.

6. Frostschutz

Gefrierpunkt von reinem DMSO ist 18,45 ° C. Es entsteht Wärme beim Mischen.

Die Natur des DMSO kann demnach Kraftfahrzeugfrostschutzmittel, Bremsöl oder Hydraulikflüssigkeit erfolgreich verbessern.

7. Gastrennung

Bei der Erdölverarbeitung, der chemischen Gasgewinnung, der Gastrennung bewirkt DMSO auf aromatische, alkin-, sulfid-, stickstoffdioxid-, schwefeldioxidlösliche Eigenschaften, als Gastrennlösungsmittel.

8. Anthrachinonproduktion, Raffinierung von Anthracen

DMSO wird hinzugefügt, um die Anthracen-Öl-Extraktion zu vereinfachen. In Naphthalin verfeinert, werden Anwendungen außerhalb Chinas, bei der Koksofengasabscheidung zur Gewinnung von organischen Sulfiden genutzt.

9. Hydrometallurgie seltener Metalle

DMSO wird bei der Anwendung von Gold, Platin, Niob, Tantal, Rhenium und radioaktiven Elementen genutzt, um die Selektivität, Löslichkeit und Niedertemperaturkristallanalyse von Frostschutzmittel zu erhöhen.

10. Elektronikindustrie

DMSO wird angewendet in elektronischen Bauelementen und integrierten Schaltkreisen.

11. Schlusswort

Man kann zusammenfassend sagen, dass DMSO ein revolutionär, ganzheitliches Behandlungssystem bietet.

DMSO wirkt komplex und ist zugleich sehr einfach verständlich.

Ob man einem schulmedizinischen Ansatz folgt oder bereit ist, mehr Eigenverantwortung zu übernehmen, so ist DMSO jeweils ein effektiver Partner im Heilprozess.

DMSO ist auch für gesunde Personen präventiv sinnvoll, um freie Radikale und sonstige Ablagerungen zu beseitigen.

Durch Mund-zu-Mund-Propaganda, lässt sich der Erfolg von DMSO im Zeitalter rasanter Informationsverbreitung nicht mehr aufhalten.

In diesem Sinne viel Erfolg bei der Behandlung!

12. Glossar

- Acetyl Glutamin: Glutamin ist die am häufigsten vorkommende Aminosäure im Muskelgewebe. Glutamin ist ein Muss für alle, die intensives Training und körperliche Betätigung betreiben. Es ist wichtig, die Muskelentwicklung zu fördern und die Regeneration nach dem Training zu verbessern. Glutamin trägt auch dazu bei, das Immunsystem wirksam zu unterstützen, da es dem Körper dabei hilft, weiße Blutkörperchen zu produzieren, die Infektionen und Krankheiten bekämpfen. Die Verwendung von Glutamin kann auch dazu beitragen, den Blutzuckerspiegel zu regulieren, der die optimale Funktion des Gehirns unterstützt.

- Adipositas: Adipositas ist ein medizinischer Zustand, in dem sich überschüssiges Körperfett angesammelt hat, sodass es sich negativ auf die Gesundheit auswirken kann. Menschen werden im Allgemeinen als fettleibig angesehen, wenn ihr Body-Mass-Index (BMI), eine Messung durch Teilen des Gewichts einer Person durch das Quadrat der Körpergröße, über 30 kg / m2 beträgt und der Bereich 25 - 30 kg / m² als Übergewicht definiert ist. Einige ostasiatische Länder verwenden niedrigere Werte. Fettleibigkeit erhöht die Wahrscheinlichkeit von verschiedenen Krankheiten und Zuständen, insbesondere Herz-Kreislauf-Erkrankungen, Typ 2 Diabetes, obstruktive Schlafapnoe, bestimmte Krebsarten, Osteoarthritis und Depression. Fettleibigkeit wird am häufigsten durch eine Kombination aus übermäßiger Nahrungsaufnahme, Bewegungsmangel und genetischer Anfälligkeit verursacht.

- Amyloidose: Amyloidose ist eine Gruppe von Krankheiten, bei denen sich abnormes Protein, das als Amyloidfibrillen bekannt ist, im Gewebe aufbaut. Die Symptome hängen vom Typ ab und sind oft variabel. Es kann sich um nachfolgende Symptome handeln: Durchfall, Gewichtsverlust, Müdigkeit, Vergrößerung der Zunge, Blutungen, Taubheit, Ohnmacht beim Stehen, Schwellung der Beine oder Erweiterung der Milz.

Es gibt ungefähr 30 verschiedene Arten von Amyloidose, die jeweils auf eine spezifische Proteinfehlfaltung zurückzuführen sind. Einige sind genetisch, während andere erworben werden. Sie sind in lokalisierte und systemische Formen gruppiert.

- Arginin: Arginin ist eine nicht essenzielle Aminosäure, es ist ein idealer Bestandteil vor dem Training, da es hauptsächlich für die Stickstoffoxidproduktion im Körper verantwortlich ist, die den Sauerstofftransport zu den Muskeln unterstützt.

- Cäsiumchlorid: Cäsiumchlorid ist die anorganische Verbindung mit der Formel $CsCl$. Dieser farblose Feststoff ist eine wichtige Quelle von Cäsium-Ionen in einer Vielzahl von Nischenanwendungen. Seine Kristallstruktur bildet einen wichtigen Strukturtyp, bei dem jedes Cäsium-Ion von 8 Chlorid-Ionen koordiniert wird. Cäsiumchlorid löst sich in Wasser auf. Cäsiumchlorid kommt natürlicherweise als Verunreinigungen in Carnallit (bis zu 0,002 %), Sylvin und Kainit vor. Weltweit werden jährlich weniger als 20 Tonnen $CsCl$ produziert, hauptsächlich aus einem cäsiumhaltigen Mineral, Pollucit.

- Chlordioxid-Therapie: Chlordioxid ($ClO2$) ist ein gelbgrünes Gas mit chlorähnlichem Geruch und ausgezeichneter Verteilung, Durchdringung und Sterilisationsfähigkeit aufgrund seiner gasförmigen Natur. Obwohl Chlordioxid in seinem Namen Chlor trägt, sind seine Eigenschaften sehr verschieden – ähnlich, wie Kohlendioxid anders als elementarer Kohlenstoff ist. Chlordioxid ist seit Anfang des 20. Jahrhunderts als Desinfektionsmittel anerkannt und wurde von der US-amerikanischen Umweltbehörde, sowie auch der Lebensmittelbehörde für viele Anwendungen zugelassen. Es wurde als ein wirksames Mittel mit breitem Wirkungsspektrum, entzündungshemmenden, bakteriziden, fungiziden und viruziden Wirkstoffen sowie einem Desodorierungsmittel nachgewiesen, und ist auch in der Lage, Betalactame zu inaktivieren und sowohl Madenwürmer, als auch ihre Eier zu zerstören.

- Zystitis: Interstitielle Zystitis - das heißt ein schmerzhaftes Blasensyndrom, ist eine chronische Erkrankung, die Blasen- und manchmal Beckenschmerzen verursacht. Der Schmerz reicht von leichten Beschwerden zu Schweren.

  Ihre Blase ist ein hohles, muskulöses Organ, das Urin speichert. Die Blase dehnt sich aus und signalisiert dann dem Gehirn: "Es ist Zeit zu urinieren."

  Bei interstitieller Zystitis werden diese Signale durcheinandergebracht. Sie spüren, dass häufiger uriniert werden muss, bei kleineren Mengen an Urin, als die meisten Menschen.

  Interstitielle Zystitis betrifft meist Frauen und kann sich nachhaltig auf die Lebensqualität auswirken. Obwohl man sagt, dass es keine Heilung gibt, können Medikamente und andere Therapien mit DMSO sehr erfolgreiche Besserungen bewirken.

- DMS: Dimethylsulfid (DMS) oder Methylthiomethan ist eine organische Schwefelverbindung mit der Formel $(CH_3)_2S$. Dimethylsulfid ist eine brennbare Flüssigkeit, die bei 37 ° C (99 ° F) siedet und einen charakteristischen unangenehmen Geruch hat. Es ist ein Bestandteil des Geruchs, der beim Kochen bestimmter Gemüsesorten, insbesondere Mais, Kohl, Rote Beete und Meeresfrüchten entsteht. Es ist auch ein Hinweis auf bakterielle Kontamination in der Malzproduktion und Brauerei. Es ist ein Abbauprodukt aus DMSO und wird auch durch den bakteriellen Stoffwechsel von Methanthiol produziert.

- Entgiftung: Entgiftung ist die physiologische oder medizinische Entfernung von toxischen Substanzen aus einem lebenden Organismus, einschließlich des menschlichen Körpers, die hauptsächlich von der Leber ausgeführt wird.

- Außerdem kann es sich auf die Zeitspanne beziehen, in der ein Organismus nach längerem Gebrauch einer Suchtmittelsubstanz in die Homöostase zurückkehrt.

- In der Medizin kann die Entgiftung durch Entgiftung der Giftaufnahme und die Verwendung von Gegenmitteln sowie Techniken, wie Dialyse und (in einer begrenzten Anzahl von Fällen) Chelat-Therapie erreicht werden.

- FDA (Food and Drug Administration): Die Food and Drug Administration (FDA oder USFDA), ist eine Bundesbehörde des Departments of Health and Human Services der US-Bundesbehörde. Die FDA ist für den Schutz und die Förderung der öffentlichen Gesundheit durch Kontrolle und Überwachung von Lebensmittelsicherheit, Tabakprodukten, Nahrungsergänzungsmitteln, verschreibungspflichtigen und rezeptfreien Arzneimitteln (Medikamenten), Impfstoffen, Biopharmazeutika, Bluttransfusionen, medizinischen Geräten, elektromagnetischer Strahlung, Kosmetika, Tierfutter und Futtermittel und Tierarzneimittel verantwortlich.

- Heilverschlimmerung / Herxheimer-Reaktion ist eine kurzfristige (von Tagen bis zu einigen Wochen) dauernde Entgiftungsreaktion im Körper. Da der Körper entgiftet, ist es nicht ungewöhnlich, grippeähnliche Symptome wie Kopfschmerzen,

Gelenk- und Muskelschmerzen, Gliederschmerzen, Halsschmerzen, allgemeines Unwohlsein, Schwitzen, Schüttelfrost, Übelkeit oder andere Symptome zu erfahren.

Dies ist eine normale - und sogar gesunde - Reaktion, die darauf hindeutet, dass Parasiten, Pilze, Viren, Bakterien oder andere Krankheitserreger effektiv abgetötet werden. Das größte Problem bei der Herxheimer-Reaktion besteht darin, dass die Leute aufhören, das Medikament oder die Medikamente einzunehmen, die die Reaktion auslösen, und damit die Behandlung abbrechen, die dazu beiträgt, das Krankheitsbild zu verbessern. Obwohl die Erfahrung Sie nicht besonders gut fühlen lässt, ist die Herxheimer-Reaktion tatsächlich ein Zeichen dafür, dass Heilung stattfindet.

Die Herxheimer-Reaktion, ist eine Reaktion des Immunsystems auf die Toxine (Endotoxine), die freigesetzt werden, wenn große Mengen an Krankheitserregern abgetötet werden und der Körper die Toxine nicht schnell genug beseitigt.

Einfach ausgedrückt ist es eine Reaktion, die auftritt, wenn der Körper entgiftet und die freigesetzten Toxine entweder die Symptome, die behandelt werden verschärfen oder ihre eigenen Symptome erzeugen. Wichtig ist, dass die Verschlechterung der Symptome nicht auf ein Versagen der Behandlung hindeutet.

- Hufrehe: Die Hufrehe (Laminitis) ist eine Krankheit, die sich auf die Füße von Huftieren auswirkt und vor allem bei Pferden und Rindern vorkommt. Zu den klinischen Symptomen gehören Fußschmerzen, die zur Unfähigkeit beim Gehen führen, erhöhte Impulse und erhöhte Temperatur in den Hufen. Schwere Fälle mit äußerlich sichtbaren klinischen Symptomen sind dem umgangssprachlichen Begründer bekannt und das Fortschreiten der Krankheit kann zu einer Perforation des

Dr. Theo Berger

Knochens durch die Hufsohle führen, was eine aggressive Behandlung oder gar Euthanasie erfordert. Mit DMSO behandelt, kann ein deutlicher Erfolg erzielt werden, der dem Tier Erleichterung verschafft.

- GABA: Was ist GABA? Gamma-Aminobuttersäure oder GABA ist der am häufigsten vorkommende hemmende Neurotransmitter im Gehirn. Es hilft, Entspannung und Schlaf zu induzieren, stimuliert auch die Hypophyse im vorderen Hypophysenbereich und führt zu einem höheren Wachstumshormon. Dies kann sich positiv auf Anti-Aging, Senkung der Körperfettwerte und die Erhöhung der Muskelmasse im Allgemeinen auswirken.

- IPT: Die Insulin Potentiation Therapy (IPT) ist einer der sichersten und innovativsten Ansätze zur Behandlung von Krebs. IPT ist eine alternative Krebsbehandlung, die fast keine der Nebenwirkungen wie Übelkeit, radikaler Haarausfall, Leberschäden und DNA-Verzerrung mit Standardchemotherapie aufweist. Daher ist sie für Patienten attraktiv, die den Bedarf an Chemotherapie erkennen, aber dies auf eine sicherere, sanftere Art tun möchten.

- Der Schlüssel zu IPT als Krebsbehandlung liegt in der Anwendung von Insulin, einem Hormon, das vom Körper produziert wird. Insulin ist verantwortlich für die Lieferung von Glukose aus dem Blutkreislauf, zwischen den Zellmembranen und in die Zellen. Krebszellen haben bis zu 20 Mal mehr Insulinrezeptoren auf ihrer Oberfläche als normale Zellen, weil Krebs für seine Energieproduktion Glukose benötigt. Wenn Insulin durch die Bauchspeicheldrüse in Reaktion auf eine Mahlzeit in den Blutkreislauf freigesetzt wird, haftet das Insulin an diesen Rezeptoren auf der Oberfläche der Zelle an und öffnet wie ein Schlüssel, der in ein Schloss passt, Kanäle in der Zellwand, damit Nährstoffe in die Zelle gelangen.

94

Weil Krebszellen mehr von diesen Insulinrezeptoren haben, überwinden sie die normalen Zellen des Körpers für Ressourcen - nämlich Glukose. IPT nutzt diesen extremen Bedarf an Zucker zu seinem Vorteil, indem er die Zellmembranen von Krebs für eine deutlich bessere Absorption öffnet. Daher sollte IPT als ein Liefersystem betrachtet werden, das ähnlich DMSO, die Permeabilität der Zellen erhöht und andere Stoffe mit sich schleppen kann. Eine Kombination von DMSO und IPT ist jedoch nicht möglich.

- Lugol: Lugols Jod, auch bekannt als wässriges Jod und starke Jodlösung, ist eine Lösung von Kaliumiodid mit Jod in Wasser. Es wird als ein Medikament und Desinfektionsmittel für eine Reihe von Zwecken verwendet. Es wird oral eingenommen, um die Thyreotoxikose bis zur Operation zu behandeln, die Schilddrüse zu schützen und Jodmangel zu behandeln. Wenn es auf den Gebärmutterhals angewendet wird, wird es bei der Früherkennung von Gebärmutterhalskrebs eingesetzt. Als Desinfektionsmittel kann es auf kleine Wunden wie eine Nadelstichverletzung angewendet werden. Eine kleine Menge kann auch für die Notfalldesinfektion von Trinkwasser verwendet werden.

Nebenwirkungen können allergische Reaktionen, Kopfschmerzen, Erbrechen und Entzündungen des Weißen der Augen umfassen. Langzeitgebrauch kann zu Schlafstörungen und Depressionen führen. Es sollte normalerweise nicht während der Schwangerschaft oder Stillzeit angewendet werden. Lugols Jod ist eine Flüssigkeit, die aus zwei Teilen Kaliumiodid für jeden einzelnen Teil elementarem Jod in Wasser besteht.

Lugols Jod wurde erstmals 1829 von dem französischen Arzt Jean Lugol hergestellt. Es steht auf der Liste der unentbehrlichen Arzneimittel der Weltgesundheitsorganisation, den wirksamsten und sichersten Medikamenten, die in einem Gesund-

Dr. Theo Berger

heitssystem benötigt werden. Lugols Jod ist als generisches Medikament und direkt über den Ladentisch erhältlich.

- Magnesiumöl: Magnesiumöl ist eine natürliche Substanz, die auf die Haut aufgetragen oder in ein Bad wie Bittersalz gegossen werden kann. Magnesiumchlorid, transdermal angewendet, ist das ideale Magnesiumverabreichungssystem mit medizinischen Vorteilen, die in der gesamten Welt der Medizin unerreicht sind. Wobei, man braucht keinen Arzt, um es zu verschreiben oder anzuwenden. Man kann sich ohne ärztliche Verordnung in einem medizinischen Bad entspannen oder es einfach auf die Haut legen und jemanden massieren lassen. Mit DMSO wirkt es entsprechend verstärkt und kann an vielen regenerativen beziehungsweise krankhaften Prozessen wirken.

- Marker: Tumormarker sind Substanzen, die im Blut, Urin oder Körpergewebe von Menschen mit Krebserkrankungen höher als normal sind.

- MMS: Miracle Mineral Supplement oder MMS, ist in der alternativen medizinischen Szene seit fast einem Jahrzehnt sehr prominent, während es von der Pharmaindustrie mit negativer Propaganda behandelt wird, die sich in unzähligen rufschädigenden Artikeln der Massenmedien ausdrückt, welche darauf abzielen Angst zu schüren. Es handelt sich dabei um 22,4 % Natriumchloritlösung, welche einen hohen basischen Wert von 13 aufweist und positive oxidative Vorgänge in den Zellen verursachen kann. Insbesondere mit DMSO hochpotent.

- MSM: Methylsulfonylmethan (MSM) ist eine natürlich vorkommende Schwefelverbindung, die bei allen Wirbeltieren, einschließlich Menschen, vorkommt. Diese Verbindung ist der drittgrößte Nährstoff im menschlichen Körper und ist in Fleisch, Milch und Gemüse. MSM hat eine außergewöhnliche Reihe von bemerkenswerten gesundheitlichen Vorteilen.

- Polyarthritis: Polyarthritis ist eine Entzündung von fünf oder mehr Gelenken. Chronische Polyarthritis wird als rheumatoide Arthritis bezeichnet.

- Sklerodermie: Sklerodermie ist eine Gruppe von Autoimmunkrankheiten, die zu Veränderungen der Haut, der Blutgefäße, der Muskeln und der inneren Organe führen kann. Die Krankheit kann entweder auf der Haut lokalisiert sein oder andere Organe zusätzlich zur Haut einbeziehen. Die Symptome können Bereiche mit verdickter Haut, Steifheit, Müdigkeit und schlechter Durchblutung der Finger oder Zehen mit Kälteeinwirkung umfassen. Eine Form des Zustands, bekannt als CREST-Syndrom, führt klassisch zu Kalziumablagerungen, Raynaudsyndrom, Problemen mit der Speiseröhre, Verdickung der Haut der Finger und Zehen und Bereiche von kleinen, erweiterten Blutgefäßen. Die Ursache ist allgemein unbekannt, beziehungsweise unbestätigt und individuell, multifaktoriell. Der zugrunde liegende Mechanismus beinhaltet das abnorme Wachstum von Bindegewebe, von dem angenommen wird, dass es als Folge des Immunsystems des Körpers auftritt, das gesundes Gewebe angreift. Die Diagnose basiert in der Regel auf Symptomen und kann durch eine Hautbiopsie oder Bluttests unterstützt werden.

- Sulfur / Schwefel: Schwefel ist ein Mineral, das in jeder Zelle des Körpers vorhanden ist. Es spielt eine Schlüsselrolle im Leberstoffwechsel, der Funktion von Gelenkknorpel und der Bildung von Keratin in unserer Haut und unserem Haar.

- Es ist auch entscheidend für den Stoffwechsel und antioxidative Abwehrsysteme.

- Vitamin B12: Vitamin B12, auch Cobalamin genannt, ist ein wasserlösliches Vitamin, das über die Synthese von Myelin (Myelin Genese) und die Bildung von roten Blutkörperchen

Dr. Theo Berger

eine Schlüsselrolle bei der normalen Funktion von Gehirn und Nervensystem spielt. Es ist eines von acht B-Vitaminen. Es ist am Metabolismus jeder Zelle des menschlichen Körpers beteiligt und beeinflusst besonders die DNA-Synthese, den Fettsäure- und den Aminosäuremetabolismus. Keine Pilze, Pflanzen oder Tiere (einschließlich Menschen) sind in der Lage, Vitamin B12 zu produzieren. Nur Bakterien und Archaea haben die Enzyme, die für ihre Synthese benötigt werden. Einige wesentliche Quellen für B12 umfassen tierische Produkte (Schalentiere, Fleisch), angereicherte Nahrungsmittel, Produkte und Nahrungsergänzungsmittel. B12 ist das größte und strukturell komplizierteste Vitamin und kann industriell durch bakterielle Fermentationssynthese hergestellt werden, die typischerweise zur Herstellung von B12 für angereicherte Nahrungsmittel und Ergänzungsmittel verwendet wird. Es kann auch synthetisch über die Vitamin B12-Totalsynthese hergestellt werden.

- Wasserstoffperoxid: Wasserstoffperoxid ist eine chemische Verbindung mit der Formel H_2O_2. In seiner reinen Form ist es eine hellblaue, klare Flüssigkeit, etwas viskoser als Wasser. Wasserstoffperoxid ist das einfachste Peroxid (eine Verbindung mit einer Sauerstoff-Sauerstoff-Einfachbindung). Es wird als Oxidationsmittel, Bleichmittel und Desinfektionsmittel verwendet. Konzentriertes Wasserstoffperoxid ist eine reaktive Sauerstoffspezies und wurde als Treibmittel in der Raketentechnik verwendet. Seine Chemie wird von der Natur seiner instabilen Peroxidbindung dominiert.

Wasserstoffperoxid ist instabil und zersetzt sich langsam in Gegenwart einer Base oder eines Katalysators. Wegen seiner Instabilität wird Wasserstoffperoxid typischerweise mit einem Stabilisator in einer schwach sauren Lösung gelagert. Wasserstoffperoxid wird in biologischen Systemen einschließlich des menschlichen Körpers gefunden. Enzyme, die Wasserstoffperoxid verwenden oder zersetzen, werden als Peroxidasen klassifiziert.

Wasserstoffperoxid ist ein mildes Antiseptikum, das auf der Haut angewendet wird, um die Infektion von kleineren Schnitten, Kratzern und Verbrennungen zu verhindern. Es kann daher als verwendet werden, um zu helfen, Schleim zu entfernen oder um geringfügige Mundreizung zu lindern (zum Beispiel aufgrund von Geschwüren, Fieberbläschen, Gingivitis). Dieses Produkt wirkt, indem es Sauerstoff freisetzt, wenn es auf den betroffenen Bereich aufgetragen wird. Die Freisetzung von Schaum hilft, abgestorbene Haut zu entfernen und den Bereich zu reinigen.

Dieses Produkt sollte nicht zur Behandlung von tiefen Wunden, Tierbissen oder schweren Verbrennungen verwendet werden.

• Zellmembranpermeabilität: Dies beschreibt die Durchlässigkeit der Zellwand.